몸이 따뜻한 아이가 공부도 잘한다

몸이 따뜻한 아이가 공부도 잘한다

지은이 가와시마 아키라
옮긴이 최수진
펴낸이 양동현
펴낸곳 도서출판 아카데미북
      출판등록 제13-493호
      136-034, 서울 성북구 동소문로 13가길 27번지
      전화 02-927-2345 팩스 02-927-3199

초판 1쇄 인쇄 2011년 11월 20일
초판 1쇄 발행 2011년 11월 25일

ISBN 978-89-5681-135-2 13570

KODOMO NO TAION WO AGEREBA, GAKURYOKU GA AGARU
by Akira KAWASIMA
Copyright ⓒ 2011 Akira KAWASIMA
Original Japanese edition published by Hankyu Communications Co., Ltd. Tokyo.
Korean translation rights arranged with Hankyu Communications Co., Ltd. Tokyo.
and ACADEMYBOOK, Seoul through PLS Agency Korea.
Korean translation edition ⓒ 2011 by ACADEMYBOOK, Korea.

이 책의 한국어판 저작권은 PLS를 통한 원저작권자와의 독점 계약으로
도서출판 아카데미북에 있습니다.

* 잘못 만들어진 책은 구입한 곳에서 바꾸어 드립니다.

www.academy-book.co.kr

몸이 따뜻한 아이가 공부도 잘한다

가와시마 아키라 지음 | 최수진 옮김

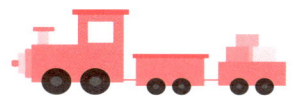

아카데미북

시작하는 글

지금까지 나는 통합 의료에 종사하는 의사로서 냉병에 관한 책을 많이 써 왔다. 통합 의료란 환자의 필요와 증상에 따라 현대 의료의 중심인 서양의학뿐 아니라 한의학과 대체의학 등의 다양한 치료 방법을 조합함으로써 환자로 하여금 최선의 결과를 얻을 수 있게 하는 의료를 지향하는 것이다.

의료 현장에는 실로 다양한 환자들이 찾아온다. 내가 한의학에서 중시하는 '냉병'에 관심을 갖게 된 이유는, 매일 환자들을 접하면서 '현대인 대부분이 냉병에 걸려 있다'고 실감할 때가 많았기 때문이다.

냉병은 단순히 추위를 느끼는 것과는 다르다. 추위는 외부 온도가 낮을 때 느끼는 것이고, 냉병은 손발·허리·배 등이 차게 느껴지는 증상을 말한다. 사람에 따라 그 양상도 다양하다. 필자가 냉병을 의심한 환자들 대부분이 자신의 증상에 대해 그다지 심각하게 받아들이지 않고 있었다.

그러나 냉병은 몸의 기능을 저하시키고 질병을 초래하는 경우가 많다. 필자는 이처럼 '냉병'에 무지한 세태에 경종을 울리기 위해 냉병의 위험성을 글을 통해 알리고자 한 것이다.

그 노력의 결과인지는 모르겠지만, 최근 수년 동안 잡지나 TV 등에 '냉병' 관련 특집이 자주 등장하고 있다. 냉병이 어깨 결림·요통·두통·생리 불순·설사·변비·피부 거칠어짐 등의 다양한 증상을 일으킨다는 인식이 확산되고 있기도 하다.

관련 서적을 접해 본 분들은 '냉병은 만병의 근원'이라는 말을 들어 본 적이 있을 것이다. 냉병은 생활습관병_{성인병}, 암 등과 같은 중대한 질병의 원인이 되기도 한다.

냉병은 기·혈·수의 균형이 흐트러진 것

서양의학에서는 냉병을 병으로 취급하지 않는다. 신체의 일상적인 상태로 여기고 특별히 치료를 하지 않는다. 또한 냉병은 통증과 마찬가지로 '느끼는' 것이므로 검사 수치상에는 이상이 나타나지 않는 경우가 대부분이다. 몸이 좋지 않아서 병원에 갔는데, "어떤 부위에서도 이상이 발견되지 않습니다."라는 진단을 받게 되는 것이다.

반면에 한의학에서는 '냉병'을 미병_{未病 : 질병으로 나아가는 상태}으로 보고 적극적인 치료를 시도한다.

한의학의 가장 큰 특징은 '사람'을 진찰하는 것이다. 환자의 모습을 관찰하고 촉진하고 문진하면서 종합적으로 진단을 내린다. 그 사람의 체질과 생활 습관, 마음의 상태가 결과적으로 병의 원인이 된다는 사고가 기본을 이루고 있다. 또한 환자의 자각 증상도 중시하기 때문에 본인이 냉병을 자각하고 있다면 치료를 시작하는 충분한 이유가 될 수 있다.

한의학의 관점에서 냉병의 원인은 '기氣·혈血·수水'의 균형이 흐트러진 것이다. '기氣'는 신체의 모든 생리 기능을 작동시키는 에너지를 말한다. 자동차에 비유하면 동체를 움직이는 엔진과 같은 것이지만, 기계 등으로 계측할 수는 없다. '혈血'과 '수水'는 신체를 구성하는 요소다. '혈'은 말 그대로 혈액을, '수'는 혈액 이외의 체액수분·림프액·땀 등을 뜻한다.

기가 충만하여 저항력이 있는 상태를 '정기正氣', 부족한 상태를 '병기病氣'라고 한다. 기가 부족해지면 위장의 기능이 저하되며 나른하고 쉽게 피곤해지는 증상이 나타난다. 이를 바꿔 말하면, 기를 조절함으로써 컨디션을 조절할 수도 있는 것이다. 한의학의 기본 사고는 한 마디로 '모든 병은 기에서 출발한다'라고 할 수 있다.

'기·혈·수'가 막힘 없이 전신을 순환하고 있을 때 인간은 건강한 신체를 유지할 수 있다. 만일 어느 한쪽이 부족해지거나 정체되면 신체가 본래 갖고 있는 기능이 잘 작동하지 않아 열을 내지 못하게 된다. 이것이 '냉병'이다.

'냉병'이 있으면 몸이 긴장하여 혈액 순환과 신진대사가 나빠지면서 배출해야 할 노폐물이 몸속에 쌓이게 된다. 그것이 나른함과 피로감으로 이어지고, 어깨 결림·두통·요통 등의 다양한 증상을 일으킨다. 그리고 때로는 보다 심각한 질병으로 악화되는 경우도 있다.

아이들도 냉병에 걸린다

요즘 들어 '냉병'에 대한 인식이 확산되고 있다. 그러나 그것은 어디까지나 어른에 국한된 이야기다.

어느 날 문득 '아이들의 냉병이 간과되고 있지는 않은가?'라는 의문이 들었다. 수많은 환자들을 대하면서 어린아이들도 냉병에 시달리고 있음을 실감했지만, '아이들의 냉병'에 특화된 서적이나 기사는 접한 적이 거의 없다.

아토피성 피부염이나 비염 등 특정 알레르기를 갖고 있는 아이들이 늘고 있다는 것은 매스컴 등에서 심심찮게 보도되고 있어 주지의 사실이다. 필자는 이러한 여러 가지 알레르기 증상의 원인이 냉병이라고 생각한다. 아이들은 원래 열이 많은 편인데, 냉병을 앓고 있는 아이는 몸을 만져 보면 깜짝 놀랄 만큼 차다.

최근 들어 아이들의 체력이 약해지고 성적이 떨어지는 것을 걱정하는 목소리가 높은데, 여기에도 '냉병'이 관련되어 있다고 보고 있다. 또 냉병에는 생활환경과 식생활 등 다양한 요인이 얽혀 있다.

집단 따돌림과 등교 거부는 '마음의 냉병'이 원인

보다 중요한 것은 아이들의 '마음의 냉병'이다. 한의학에 '심신일여心身一如'라는 말이 있다. 몸과 마음은 일체이며 밀접하게 연결되어 있다는 뜻이다. 당연히 몸이 차면 마음에도 좋지 않은 영향을 미치게 된다.

아이가 다음과 같은 행동을 한 적이 없는가?

✔ 혼자서 방에 머무는 시간이 길고, 외부와의 의사 소통을 단절하려고 한다.
✔ 표정이 없고, 생각하는 바를 표현하지 않는다.
✔ 작은 일에도 벌컥 화를 낸다.
✔ 어린아이나 동물 등 자신보다 약한 대상에게 폭력적으로 행동한다.

이 밖에 집단 따돌림·등교 거부·자살·우울증 등도 예로 들 수 있다. 현대를 살아가는 아이들의 마음은 점점 황폐해지고 있다. 정말 안타까운 일이다. 필자는 이러한 감정과 행동의 불균형에도 '냉병'이 크게 관련되어 있다고 확신한다.

신체의 냉병은 마음을 완고하게 만들고 차가워진 마음은 신체의 냉병을 더욱 유발하여 질병의 원인이 된다.

신체의 온도는 체온계로 잴 수 있지만 마음의 온도는 잴 수 없다. 아무리 내 자식이라도 그 마음이 얼마나 차가워져 있는지는 부모로서도 헤아리기가 쉽지 않다.

현대의 생활 습관이 아이의 냉병을 유발한다

아이들의 냉병이 증가하고 있는 배경에는 현대적인 생활 습관이 큰 자리를 차지하고 있다. 편리하고 쾌적한 생활은 인체를 점점 차가워지게 만든다.

냉장고, 냉방, 찬 음식과 음료, 신체의 움직임을 최소화하는 편리한 가전과 교통 기관, 컴퓨터, 게임 등등. 이것은 모두 체내의 혈액 순환을 악화시켜 몸을 차게 만드는 요인이 될 수 있다.

이러한 요인은 어른들뿐만 아니라 아이들의 세계에도 영향을 미치고 있다. 한번 생각해 보자. 우리가 어린아이였던 수십 년 전에는 낯설기만 했던 에어컨, 게임, 컴퓨터 등이 지금은 당연한 것처럼 받아들여지고 있다. 우리는 지난 수십 년 간 몸을 차게 만드는 편리한 생활을 지향하며 앞만 보고 달려왔다. 그러니 아이들이 냉병에 걸리는 것도 당연한 결과이라고 할 수 있다.

물론 아이들의 냉병을 예방하고 개선하는 것은 가능한 일이다. 성인이 되고 나서 지병이 된 냉병을 치료하려면 상당히 긴 시간이 필요하지만, 아이들의 경우는 대책을 강구하면 단시간 내에 효과를 볼 수 있다.

냉병을 조기에 발견하고 생활 습관을 개선해 나가면 아이의 건강한 신체를 되찾을 수 있을 뿐 아니라 이후의 학력과 체력에도 긍정적인 영향을 미칠 수 있다. 또한 수험이나 취직 등과 같이 자녀가 앞으로 직면하게 될 다양한 난관에 대비하는 힘을 길러 줄 수 있다.

아기 때부터, 아니 엄마 뱃속에 있을 때부터 '냉병 대책'을 강구하고 실천한다면 더할 나위 없이 좋은 일이지만, 아이가 초등학생이나 중학생이라고 해서 늦은 것은 아니다.

냉병 대책은 언제 시작해도 늦지 않으며 실천한 만큼 효과는 반드시 나타나게 되어 있다.

이 책에서는 냉병의 원인과 냉병을 판별하는 방법, 그리고 가정에서 간단히 할 수 있는 보온법 등을 소개하고 있다.

부모로서 할 수 있는 일, 아이의 마음을 보살피고 스트레스를 잘 처리하는 방법 등에 관해서도 언급하고 있으므로, 실생활에 어떤 요소를 도입할 수 있을지 진지하게 생각해 주시기 바란다.

이 책이 아이의 심신心身 상태를 헤아리는 데 일조하고, 아이의 건강에 도움이 되는 생활 습관은 무엇인지, 부모자식 간의 의사 소통은 어떻게 할 것인지 등에 대해 고민해 보는 계기가 되었으면 한다.

— 저자, 가와시마 아키라

차례

시작하는 글 ● 4

1장 | 차가운 아이들이 늘고 있다

진료실을 찾아오는 아이들 ● 18

장의 냉병과 알레르기의 관계 ● 22

지나치게 빠른 이유식이 알레르기의 원인 ● 24

아이들의 체온이 1℃나 낮아졌다 ● 26

체온과 자율 신경의 관계 ● 29

체온이 낮아지면 안 되는 이유 ● 32

화를 잘 내는 아이와 냉병의 관계 ● 34

우리 아이 냉병 점검하기 ● 36

냉병 점검 목록 ● 39

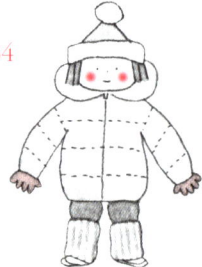

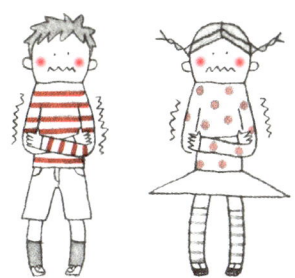

2장 | 아이들은 왜 냉병에 걸리는가?

냉장고가 몸을 차게 한다 ● 42

냉병은 만병의 근원 ● 44

과자가 몸을 차게 만든다 ● 46

인공적인 냉기를 멀리하라 ● 48

씹지 않는 식생활이 뇌를 망친다 ● 50

입 호흡과 코 호흡 ● 55

냉방이 자율 신경을 망가뜨린다 ● 58

게임은 운동 부족을 초래한다 ● 61

아침형 아이가 건강하다 ● 63

옷을 얇게 입혀라 ● 65

더위 · 추위 스트레스가 필요하다 ● 68

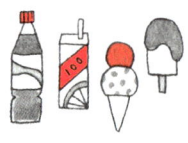

3장 | 몸의 냉병과 마음의 냉병

감정을 표현하지 못하는 아이들 ● 72

마음의 병을 부르는 마음의 냉병 ● 75

신체의 냉병 ⇔ 마음의 냉병 ● 77

귀한 자식일수록 스트레스에 노출시켜라 ● 80

때론 단호한 꾸짖음도 필요하다 ● 83

부모는 아이의 일에 관여해야 한다 ● 86

꾸짖을 때는 융통성을 발휘하라 ● 88

부모도 마음의 냉병을 앓고 있다 ● 90

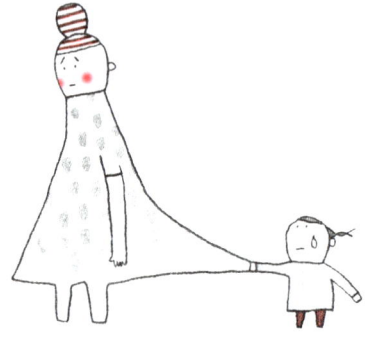

4장 | 냉병을 치료하면 성적이 오른다

냉병은 뇌에 영향을 미친다 ● 94

효소가 원활하게 작용하려면 ● 96

항스트레스 호르몬이 분비되는 환경을 만들어라 ● 99

적당한 트레스를 주는 내성 프로그램 - 신체편 ● 102

적당한 트레스를 주는 내성 프로그램 - 마음편 ● 104

냉온 요법으로 밀고 당기기 ● 107

아이와 따뜻한 대화를 나누자 ● 110

부모의 냉병을 치료하면 자녀의 의욕이 향상된다 ● 113

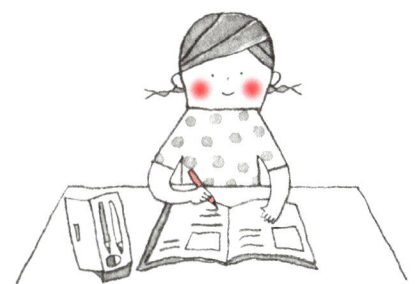

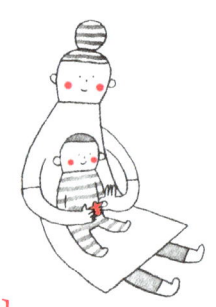

5장 | 몸을 따뜻하게 하는 방법

냉병은 낫는다 ● 118

실천❶ - 식사 ● 120

실천❷ - 목욕 ● 126

실천❸ - 운동 ● 128

실천❹ - 핫팩 ● 130

실천❺ - 수건 마사지 ● 132

실천❻ - 부모가 해 주는 등 마사지 ● 134

실천❼ - 부모가 해 주는 손가락 마사지 ● 136

실천❽ - 부모가 해 주는 복부 마사지 ● 138

실천❾ - 배를 따뜻하게 감싸 주기 ● 140

실천❿ - 감기나 설사는 집에서 관리하기 ● 142

실천⓫ - 한약 ● 148

마치는 글 ● 150

1장

차가운 아이들이 늘고 있다

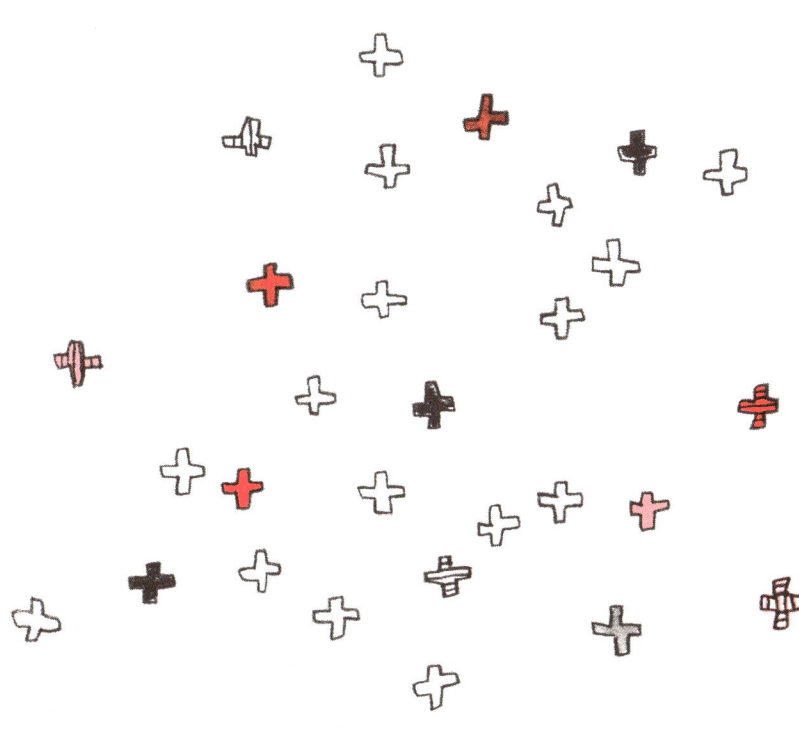

진료실을 찾아오는 아이들

진료실에는 다양한 환자들이 찾아온다. 일반적으로 여성은 40대, 남성은 60대가 많은데, 요즘에는 어린 환자들도 적지 않다. 어린 환자 대부분은 천식·아토피성 피부염·신장병·궤양성대장염 등의 까다로운 병을 앓고 있다.

이러한 난치병의 공통된 원인은 면역 이상이다.

면역이란 외부에서 들어온 세균이나 바이러스를 방어하는 작용을 말한다. '자기自己 : 자기 자신이 본래 갖고 있는 세포 등'와 '비자기非自己 : 이물·밖에서 들어온 세균이나 바이러스 등'를 인식하여 생명을 위협할 위험성이 있는 비자기를 배제하는 능력이라고 할 수 있는데, 오늘날의 아이들은 면역력이 부족하거나 이상이 있는 경우가 많다.

아토피·천식·비염 등의 알레르기가 증가하고 있는 것도 한

예로 들 수 있다. 꽃가루나 집먼지 등은 원래 생명을 위협할 정도의 위험 요소가 아닌데도 면역 체계가 그것을 '나쁜 것'으로 인식하여 과잉 작용하는 '면역 이상'의 한 형태인 것이다.

대한민국 보건복지부 질병관리본부의 〈어린이청소년 천식 및 알레르기 질환 조사〉 결과에 따르면 1995년에서 2010년까지 지난 15년 동안 천식은 어린이 10.3%, 청소년 8.3%로 나타났다고 한다. 특히 특히 어린이의 32.2%와 청소년의 42.7%는 집먼지 진드기에 알레르기 반응을 보였다고 한다.

2010년 현재 일본 도쿄 도都의 조사에 의하면 특정 알레르기 질환을 앓고 있는 3세 아이의 비율이 38.8%에 달한다고 한다. 지난 10년 동안 특히 증가세가 두드러진 것이 음식물 알레르기와 비염이다.

이러한 알레르기를 떠안고 있는 아이들이 공통적으로 보이는 증상이 복피구급腹皮拘急 : 복피가 얇으면서 복직근이 긴장되어 배꼽 양쪽으로 2개의 넓은 띠를 달아 놓은 것처럼 만져지는 형상. 즉 복부의 근육이 과도하게 긴장하고 있는 상태이다.

'근육이라면 좋은 게 아닌가?'라고 의문을 제기할지도 모르지만, 근력 운동을 하는 것도 아닌데 이런 근육이 발달해 있는 것은 바람직한 상태가 아니다. 근육이 열을 발산해 주므로 차가운 내장을 지키기 위해 궁여지책으로 몸에서 발달시킨 근육인 것이다. 말하자면 근육을 억지로 만들어 내어 열을 생산하고 있다고 할 수 있다.

어느 날 다섯 살짜리 남자아이가 엄마 손을 잡고 찾아왔다. 돌 무렵부터 증상이 나타나기 시작한 비염이 만성화되어 늘 코가 막혀 있기 때문에 코 호흡이 어렵다고 했다. 중이염도 만성화되어 고막 절개도 여러 번 경험한 상태였다. 이비인후과에서 받는 치료는 비강 세정, 약품 도포, 증기 흡입, 약제의 경구 투여 등이었다. 계속 병원에 다니는 것도 힘들고, 비강을 세정할 때는 아이가 너무 아파한단다. 항생제도 자주 복용하고 있지만 효과가 있는지는 잘 모르겠고, 몇 년째 병의 차도가 없는 상태였다.

문제는 코와 귀만이 아닐 것 같아 문진해 보니 예상대로 하루가 멀다 하고 배탈이 난다는 것이다. 식습관을 점검해 보니 날마다 아이스크림과 차가운 청량음료를 먹고 있었다. 안색이 창백하고, 몸집도 또래보다 작은 데다 의욕이 없어 보였다. 곧바로 배를 살펴보니 아니나다를까, 복직근이 발달해 있었다. 복부의 냉병으로 알레르기성 비염이 만성화되어 버린 경우였다.

나이 드신 어른들은 흔히 '아이의 배를 차게 하지 말라'고 한다. 예전에는 한여름에도 배 덮개를 해 주고, 낮잠을 잘 때도 꼭 배를 덮어 주었다. 그런데 최근에는 아이에게 배 덮개를 해 주는 모습을 찾아보기가 어렵다.

배가 차면 장의 움직임이 원활하지 못하다. 장의 움직임과 알레르기는 밀접한 관련이 있으므로 아이들의 아토피와 비염은 장에 원인이 있는 경우가 많다.

이 아이에게는 우선 장의 기능을 정상화하기 위해 한약을 처

방해 주었더니 복용한 지 얼마 지나지 않아 코의 증상이 완화되고 중이염도 진정되었다. 아이의 안색이 눈에 띄게 좋아지고 어두웠던 표정이 밝아지자 엄마도 웃음을 되찾았다. 약 1년 간 치료를 계속한 뒤 코와 귀의 증상이 거의 없어진 것을 확인하고 내복을 중지했다. 그 뒤로 비염과 중이염도 재발 기미를 보이지 않고 있다. 물론 치료를 받으면서 복부의 근육 두 줄기도 완전히 사라졌다.

 냉병을 앓고 있는 아이가 자신의 체질에 맞는 한약을 복용하면 배가 따뜻해지고 복직근이 점차 부드러워진다. 원래 배가 차면 위장의 기능이 저하되어 영양분을 흡수하지 못하고, 배가 따뜻해지면 위장의 기능이 개선되어 영양분의 흡수가 원활해진다. 그 결과 비염이나 아토피가 완치되는 경우가 많다.

장의 냉병과 알레르기의 관계

● 장의 기능이 개선되면 알레르기가 완치되는 이유는 복부 냉병이 알레르기의 원인이기 때문이다.

사람은 음식물을 섭취함으로써 열에너지를 만들어 내는데, 열에너지를 생산하려면 장까지 운반된 음식물이 확실히 아미노산으로 분해되고 흡수되어야 한다. 그런데 장의 움직임이 약해서 완전히 분해되지 않은 상태로 흡수되면 우리 몸은 이물질이 침입한 것으로 인식하여 항원 항체 반응을 일으킨다. 창자 벽에서 마크로퍼지macrophage : 백혈구의 일종으로 몸 전체에 분포되어 있으며, 항원이 침입하면 먹어 치우거나 독소를 분비하여 파괴, 항원을 제거하며 림프구에 항원을 전달, 면역 반응을 일으킨다. 대식 세포라고도 함가 그것을 이물질로 잘못 인식하여 림프구가 과잉 반응하게 되는 것이다.

림프구는 병원균과 싸우는 면역 기능의 중심적인 역할을 담당

하고 있다. 아이들은 바이러스성 질병에 걸리기 쉽기 때문에 성인보다 림프구가 많다. 림프구의 60%는 소장에 집중되어 있으므로 장이 차가워지면 림프구가 원활하게 작용하지 못하여 면역 시스템에 이상이 발생하는 것이다. 이것이 바로 알레르기를 일으키는 요인이라고 할 수 있다. 따라서 알레르기가 있는 아이는 장이 차가와지면 안 된다.

시원한 아이스크림이나 주스를 싫어하는 아이는 없다. 하지만 찬 음식물이 위장에 들어가면 잠시나마 장의 온도를 낮추게 되고 이런 일이 매일처럼 반복되면 신체에 미치는 영향이 커질 수밖에 없다.

지나치게 빠른 이유식이
알레르기의 원인

● 　요즘 아이들의 알레르기가 현저히 증가하게 된 배경에는 지나치게 빨리 시작하는 이유식이 있다.

우리나라에도 잘 알려진 미국의 소아과 의사인 벤저민 스폭이 1946년에 출간하여 베스트셀러가 된 육아서는 산모 수첩에도 그 내용이 인용되는 등 폭넓은 지지를 받아 왔다. 그러나 이 책은 논쟁의 소지가 있는 부분이 많아 미국에서는 여러 차례 개정판이 나왔는데, 처음 알려진 내용 중에 아기에게 가능한 한 빨리 이유식을 먹일 것을 권장하고 있다는 점이다. 예를 들면, 아기에게 생후 3개월부터 오트밀을 먹이라고 쓰여 있다.

아기의 장은 소화 능력이 거의 없다. 그런데도 이유식을 주면 어떤 일이 벌어질까? 성인과 달리 미숙한 아기의 장은 단백질을 아미노산으로 분해할 수 없어 그대로 흡수하고 만다. 그러면 면역 시스템이 이물질의 침입에 반응하여 '항체'를 만들어 내고, 이것이 아토피성 피부염이나 천식 등을 일으키게 되는 것이다.

책이 소개된 이후, 즉 현재2011년 시점 45세 이하의 사람들은 '이유식은 빠를수록 좋다'는 육아법에 따라 양육된 세대로, 이들에게서 알레르기 증가세가 두드러진다.

아이가 태어나서 돌이 될 때까지는 가능하면 모유만 먹이는 편이 좋다. 1년이 무리라면 최소한 8개월까지는 모유로 기르고 나서 이유식을 시작한다면 알레르기를 앓는 아이들의 수는 현저히 감소할 것이다. 모유가 충분히 나오지 않을 때는 신생아용 우유도 괜찮다. 1년 반 정도가 지나면 성인 수준의 소화 기능이 발달하므로 이때부터 단백질을 공급해도 늦지 않다.

아이들 체온이 1℃나 낮아졌다

● 한 엄마가 일곱 살짜리 딸아이에게 불면증이 있다며 걱정스러운 얼굴로 클리닉을 찾아왔다. 잠들기가 어렵고, 한밤중에도 숙면을 취하지 못하는지 여러 차례 눈을 뜬다고 했다.

아이의 배를 살펴보니 역시 배의 근육이 경직되어 있고 체온을 재어 보니 36℃ 정도였다. 7세 어린이의 체온이 36℃라면 너무 낮다. 식습관에 대해 물어 보니 아이스크림과 과자를 날마다 거르지 않고 먹는다고 했다. 진단 결과는 냉병에 의한 불면증. 인간은 따뜻하면 잠이 잘 오지만 추우면 잠들기 어려운 동물이다.

한약을 처방하고 잠자기 전에 38~39℃의 따뜻한 물에 20분 이상 몸을 담그게 한 뒤 곧 잠자리에 들라고 조언했다. 1개월이 지나자 잠들기 전에 뒤척이는 시간이 짧아졌고, 2개월이 지나자 문제가 거의 없어지고 체온도 36.3℃를 기록했다. 1년 뒤에는 체온이 36.7℃까지 올라갔다.

원래 아이들은 열이 많다. 아이를 안아 본 사람이라면 그 후끈후끈한 감촉을 알고 있을 것이다. 아이의 몸은 어른과 달리 지방의 대부분이 에너지를 연소하여 방출하는 갈색지방세포로 이루어져 있다. 겨울철에 얇은 옷을 입고 맨발로 다녀도 아이의 발이 따뜻한 것은 바로 이 때문이다. 아이의 몸에는 앞으로 성장해 나가는 데 필요한 에너지가 충만해 있는 것이다.

그런데 아토피나 천식 등의 병을 앓고 있는 아이는 몸을 만져 보면 따뜻한 기운이 별로 느껴지지 않는다. 아이의 체온은 36.5~37.0℃ 정도로, 어른보다 당연히 높아야 한다. 그러나 최근의 통계를 보면 36.5℃ 이하나 35℃대의 아이들도 적지 않다.

일본의 자료를 살펴보면 아이들의 평균 체온은 1938년에 37.2℃였다. 1960년엔 37.1℃로 그다지 변화가 없지만, 고도 성장기를 거친 뒤인 1978년에는 36.2℃까지 내려갔다. 그리고 1994년엔 36.3℃. 지금도 이 수준을 유지하고 있다.

아이들의 평균 체온은 두 세대가 지나는 동안 약 1℃나 내려가 버렸다. 인간의 신체에서 평균 체온이 1℃나 내려갔다는 것은 심각한 상황이라고 볼 수 있다.

한 중학교에서 학생들의 평균 체온을 재어 보니 갓 입학한 1학년이 36.0℃밖에 되지 않았다. 당황한 선생님들이 대책을 강구하여 아침식사를 거르지 말 것, 일찍 잠자리에 들 것 등을 원칙으로 삼고 마라톤 등의 훈련을 병행했다. 그랬더니 3개월 뒤에는 평균 체온이 0.3℃나 올라갔다고 한다.

일부러 아침식사를 거르는 건강법을 선호하는 사람들도 있지만 아이들은 특히 아침식사를 하는 것이 좋다. 음식물을 섭취하면 체온이 올라가게 되어 있다. 아침식사를 함으로써 체온이 올라가면 신체는 쉽게 활동 모드로 전환된다. 또한 정성이 담긴 따뜻한 밥을 먹으면서 부모님의 사랑을 느끼는 시간을 갖게 되는 것도 부수적인 효과라 할 수 있다.

밤에 일찍 자는 것은 자율 신경의 작용을 정상화하기 위한 것으로, 이에 관해서는 다음 항에서 설명하겠다. 또한 열을 내어 체온을 올려 주는 의미에서도 운동은 매우 중요한 요소다.

체온이 낮으면 불면증, 집중력 저하 등
여러 가지 문제가 발생한다.

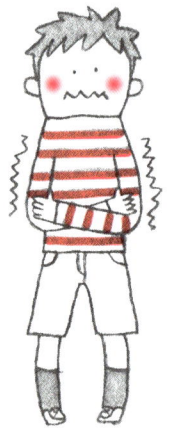
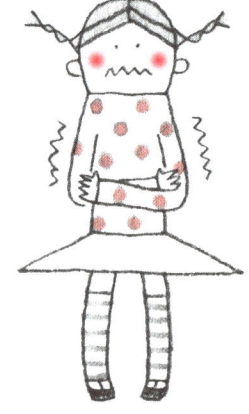

체온과 자율 신경의 관계

● 인간에게 이토록 중요한 체온을 조절해 주는 것이 자율 신경이다.

자율 신경은 우리의 의식과 관계 없이 외부의 기온에 따라 체온을 조절하고, 호흡·혈압·발열 등과 같은 생명 활동에 필요한 온갖 요소를 자율적으로 조정해 준다.

자율 신경에는 교감 신경과 부교감 신경이 있다. 알기 쉽게 설명하자면, 우리 몸이 활발하게 움직이는 낮에는 교감 신경, 우리 몸이 휴식을 취하는 밤에는 부교감 신경이 우위가 된다.

교감 신경은 심장의 움직임을 빠르게 하고 혈압을 높이고 혈류를 증가시킴으로써 산소를 신체 구석구석까지 보내 주어 우리 몸이 활발히 움직이도록 작용한다. 반대로 부교감 신경은 호흡을 깊게 하고 심장의 움직임을 느리게 하여 우리 몸의 긴장을 풀어 주는 작용을 한다.

　상황이나 환경에 따라 인간의 신체는 이 교감 신경과 부교감 신경을 적절히 사용하여 생명 활동을 조정하고 있다. 식사를 하면 음식물은 열에너지로 변환되어 혈액에 의해 전신의 세포로 보내진다. 그러나 교감 신경의 긴장 상태가 지속되면 혈액의 흐름이 원활하지 못하게 되어 체온이 내려간다. 한편 부교감 신경의 우위가 지속되어도 체온은 저하된다. 계속 빈둥거리기만 하고 운동을 하지 않으면 열을 생산하는 근육이 만들어지지 않기 때문이다.

　우리 몸은 교감 신경과 부교감 신경이 균형을 유지하면서 체온을 조절하고 있다. 그런데 그러한 자율 신경의 균형이 흐트러지면 체온 조절이 불가능해진다.

교감 신경과 부교감 신경

효과 기관	교감 신경	부교감 신경	아드레날린성 수용체
동공	팽창	수축	α
침샘	점액, 효소 분비 억제	물 분비 촉진	α, β_2
심장	수축력, 맥박 증가	맥박 감소	β_1
세동맥	수축 혹은 확장	혈관 수축	α, β_2
폐	세기관지 확장	세기관지 수축	β_2
소화관	운동성·소화 효소 분비 감소	운동성·소화 효소 분비 증가	α, β_2
췌장	소화 효소·인슐린 분비 억제	소화 효소·인슐린 분비 촉진	α
부신수질	카테콜아민 분비	코르티솔 분비	
신장	레닌 분비 증가		β_1
방광	오줌 방출 억제	오줌 방출 촉진	α, β_2
지방 조직	지방 분해		β
땀샘	땀 분비 촉진	땀 분비 억제	α
생식기	사정 촉진	발기 촉진	α
자궁	주기에 의존	주기에 의존	α, β_2
림프 조직	일반적으로 억제성		α, β_2

체온이 낮아지면 안 되는 이유

● 체온이 낮아지면면 왜 안 되는 것일까?

진료실에 찾아온 아이의 엄마에게 "아이의 체온이 낮습니다." 하고 알려주면 "그렇군요." 하며 무심하게 흘려듣는 분들이 많다. '냉병'이 몸에 좋지 않다는 것은 어렴풋이 알고 있지만, '저체온증＝냉병'이라는 사실과, 아이의 저체온을 방치하면 어떻게 되는지에 대한 인식은 아직도 널리 퍼지지 않은 것 같다.

저체온증은 앞에서 설명한 바와 같이 자율 신경의 균형이 깨지면서 혈액의 흐름이 원활하지 못하게 되어 일어난다. 혈류가 정체되면 필요한 영양분과 산소가 혈액에 의해 온몸에 운반되지 못한다.

그렇게 되면 신선한 혈액을 충분히 공급 받지 못한 신체의 각 기관은 정상적으로 기능할 수 없게 된다. 물론 열을 만들어 내지도 못하게 되므로 필요한 효소가 분비되지 않는다. 단백질의 합성과 분해, 신진대사에도 문제가 일어나면서 신진대사에 의해 생성된 노폐물을 배출할 수 없게 된다. 그 결과 독소가 체내에 잔류하게 되어 세포의 기능이 저하되는 악순환에 빠지게 되는 것이다.

이런 상태에서는 알레르기뿐만 아니라 여러 가지 질환을 유발하게 될 가능성이 커진다. 아이의 몸이 이런 상태가 된다면 학력과 체력에 좋지 않은 영향을 미칠 것은 뻔한 일이다.

냉병의 징후는 '아프다', '딱딱하다', '움직이지 않는다' 등이다. 위와 같은 병태 생리를 고려하면 신체와 뇌 모두 원활하게 기능하기 어려울 것임을 충분히 짐작할 수 있다.

필자의 오랜 임상 경험에 비춰 봐도 '냉병과 저체온은 아이의 체력과 성적 저하로 이어진다'는 결론에 도달하게 된다.

화를 잘 내는 아이와
냉병의 관계

● 냉병과 저체온으로 인해 자율 신경의 균형이 깨지면 신체뿐만 아니라 아이의 정서에도 영향을 미치게 된다.

자율 신경은 기온이나 습도 등과 같은 외적 환경에 반응할 뿐 아니라 희로애락喜怒哀樂 등의 감정과도 깊은 관련이 있다.

놀라거나 공포를 느끼거나 격하게 분노하거나 가슴이 두근거리거나 몸이 떨리는 것은 자율 신경, 특히 교감 신경의 작용에 의한 것이다. 이처럼 감정과 자율 신경은 밀접한 관계가 있으므로 자율 신경의 균형이 깨지면 감정을 제대로 제어할 수 없게 될 가능성이 커진다.

앞에서도 언급했지만, 감정을 억제하지 못하는 '화를 잘 내는 아이들'이 사회적으로도 문제가 되고 있다. 이들은 작은 일에도 분노하고 통곡하고 난폭하게 행동한다. 또한 외적 스트레스에

취약하여 방에 틀어박힌 채 외부와의 접촉을 단절하기도 한다. 무슨 말을 들어도 대답은 건성이다. 표정이 없고 속 이야기를 하려 하지 않는다.

이런 아이들은 대부분 냉병에 의해 자율 신경의 균형이 무너진 상태에 있다고 볼 수 있다.

등교 거부·집단 따돌림·자살·우울증 등 마음의 병도 마찬가지다. 이것은 모두 현대 사회에 들어와서 표출되고 있는 문제들이다. 몸이 따뜻해서 삶의 에너지가 충만해야 할 아이들이 이러한 상태에 빠지는 것은 자연의 섭리에도 어긋나는 일이다.

오랫동안 병든 아이들을 지켜보면서 느낀 점은, 이러한 병은 가족과 깊은 연관이 있다는 사실이다. 부모의 애정을 충분히 느끼지 못하고 자란 아이는 좌절감과 불안감이 몸과 마음의 변화로 나타난다.

부모는 "아이가 배우고 싶다는 건 학원에 보내서 다 배우게 하고 좋은 옷을 입히고 맛있는 것을 먹이면서 어느 것 하나 부족함 없이 키우고 있어요."라고 항변할지도 모르겠다. 그러나 그것은 '애정'이 아닌 '보살핌'으로, 부모라면 당연히 수행해야 할 의무라고 할 수 있다.

진정한 애정은 훈육이 필요할 때는 엄하게 타이르고, 자녀가 힘들어 할 때는 따뜻하게 안아 주는, 유연한 것이어야 한다.

자녀 마음의 냉병을 치유해 줄 수 있는 존재는 오직 부모뿐이다.

우리 아이 냉병 점검하기

지금까지 이 책을 읽으면서 '혹시 우리 아이도 냉병이 있는 게 아닐까?' 하고 불안해진 분도 있을 것이다. 그런데 본인의 몸이 아닌 자녀의 몸에 일어나는 변화를 민감하게 알아차리기란 결코 쉬운 일이 아니다. 어른들 또한 평소에 몸이 차다는 느낌이 전혀 없었는데도 냉병 진단을 받는 경우가 많다.

아이의 몸이 얼마나 차가워져 있는지 판단할 수 있는 지표는 다음과 같다.

우선 가장 알기 쉬운 지표인 체온부터 재 본다. 초등학생의 경우 36.5~37.0℃가 이상적이다. 아침에는 37℃ 가까이 올라갈 수도 있다. 36℃대 전반이라면 몸이 좀 차가워져 있는 것이고, 36℃ 이하라면 위험한 상태라고 할 수 있다.

다음으로 쉽게 판별할 수 있는 기준이 되는 것이 아랫배이다.

앞에서도 이야기했듯이, 냉병을 갖고 있는 아이는 배에 막대 모양의 근육 2개가 뚜렷하게 발달해 있다. 배를 펴고 복근을 긴장시킨 상태에서 봤을 때 막대 모양의 근육이 관찰되는가? 만져봐서 단단하면 위험 신호로 여겨야 한다. 평소에 설사를 자주 하거나 변비에 잘 걸린다면 냉병에 의한 것이라고 봐야 한다.

최근에는 드물게 보는 증상이지만, 동상에 잘 걸리는 것도 냉병의 특징이다. 동상은 기와 혈이 손발의 말단까지 미치지 못해서 나타나는 증상으로 냉병이 그 직접적 원인이라고 할 수 있다.

두통이나 어깨 결림 등의 증상도 냉병에 의한 것이다. 아이들은 '어깨가 결린' 상태를 정확하게 알지 못하기 때문에 '어깨가 아프다' 등의 말로 불쾌감을 호소하는 경우가 많다. 일반적으로 아이들은 근육이 부드럽기 때문에 이런 증상이 없어야 하지만, 어깨 통증을 호소한다면 냉병일 가능성이 크다. 되풀이해서 말하지만, '아프다', '단단하다', '움직이지 않는다' 등이 냉병의 특징임을 기억해 두자.

그런 의미에서 스트레칭을 할 때 몸이 뻣뻣하게 느껴지는 경우도 냉병을 의심해 봐야 한다.

잠을 잘 때 뒤척임이 전혀 없는 것도 위험 신호다. 아이들은 생명 에너지가 넘치기 때문에 잘 때도 몸이 뜨거워서 팔다리를 움직이게 마련이다. 만일 잠들 때의 자세를 밤새 그대로 유지한다면 냉병을 의심해 볼 필요가 있다.

원활하지 못한 혈액 순환이 원인인 잠투정도 냉병의 특징 가운데 하나다.

  안색에도 징후가 나타난다. 아이의 피부는 원래 분홍빛이 돌아야 하는데 얼굴빛이 창백하거나 누렇다면 냉병을 한번 의심해 볼 필요가 있다.

  필자는 많은 아이들을 진찰해 왔기 때문에 냉병이 있는 아이는 얼굴만 봐도 대강 짐작이 간다. 거리를 걷다가도 종종 '이 아이는 몸이 차구나. 치료를 좀 해 주면 좋을 텐데…….' 하는 안타까움을 느낄 때가 있다.

냉병 점검 목록

● 여러분의 자녀는 어떤 상태인지 다음의 점검 목록을 보고 해당되는 것에 표시하자.

☐ 체온이 36.5℃ 이하다.
☐ 배를 만져 보면 단단하다.
☐ 배에 막대 모양의 근육이 2개 보인다.
☐ 설사를 자주 한다.
☐ 변비에 자주 걸린다.
☐ 감기에 자주 걸린다.
☐ 동상에 잘 걸린다.
☐ 손발을 만져 보면 따뜻하지 않다.
☐ 손발이 차다고 말한다.

☐ 양말을 벗고 싶어 한다.
☐ 머리와 어깨가 아프다고 말한다.
☐ 몸이 뻣뻣해서 스트레칭이 어렵다.
☐ 잠을 잘 때 뒤척임이 없다.
☐ 안색이 좋지 않다.
☐ 눈 밑에 그늘이 있다.
☐ 운동을 싫어한다.
☐ 쉽게 지치고 숨을 헐떡인다.
☐ 집중력이 없다.
☐ 작은 일에 쉽게 흥분한다.
☐ 아이스크림·주스 등 차가운 것을 매일 먹는다.
☐ 밖에서 뛰어노는 것보다 게임을 좋아한다.
☐ 밤늦게 자는 버릇이 있다.
☐ 1년 내내 자녀 방에 에어컨을 켜 놓는다.

하나라도 점검한 항목이 있다면 냉병을 생각해 볼 수 있다. 만일 해당되는 항목이 있어도 아이가 활기차게 생활하고 있다면 별 문제가 없다. 하지만 해당되는 항목이 있고 아이가 기운이 없어 보인다면 냉병을 확인해 볼 필요가 있다.

2장

아이들은 왜
냉병에 걸리는가?

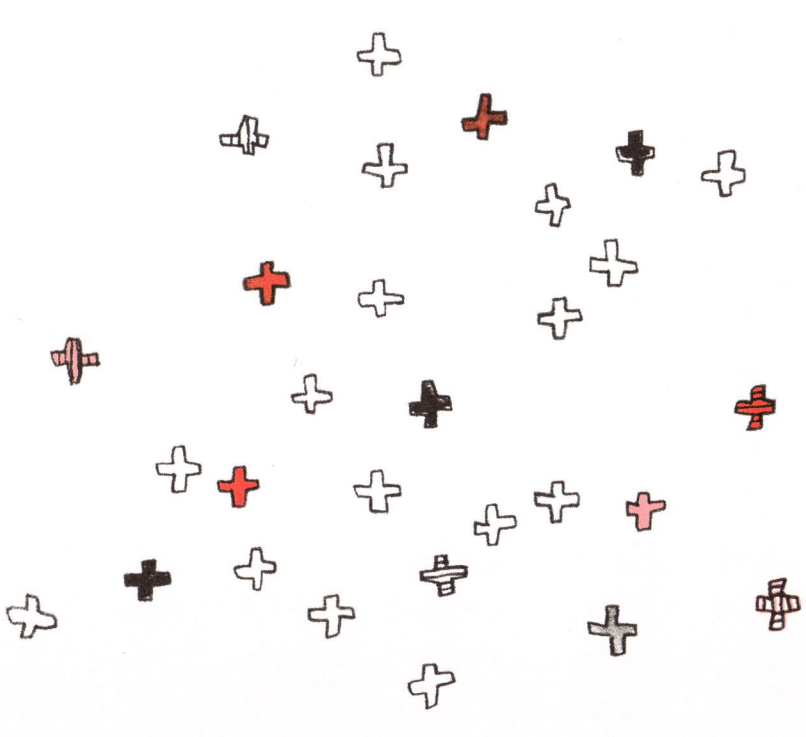

냉장고가 몸을 차게 한다

● 어째서 아이들의 몸이 이처럼 차가워진 것일까? 가장 큰 원인은 지난 수십 년 동안 이루어진 생활환경의 변화라고 할 수 있다.

텔레비전·세탁기·냉장고라는 가전 3품목이 등장한 뒤로 집집마다 다양한 가전제품이 보급되었다. 온 국민의 생활이 편리해지고 특히 주부들의 가사 노동이 줄어들었지만, 우리 몸에 부정적인 영향을 미친 점도 간과할 수가 없다.

특히 냉병과 가장 관계가 큰 것은 냉장고다. 예전에는 목이 마르면 그냥 실온의 물을 마셨다. 그러나 요즘은 한겨울에도 냉장고에서 차가운 미네랄워터나 주스를 꺼내 마신다. '음료는 차게 해서 마시는 것'이라는 생각이 뿌리 박힌 지 오래다.

냉장고의 온도는 평균 1~5℃ 정도이고 우리 몸의 내장 온도는 37℃ 전후다. 이처럼 온도 차이가 큰 액체가 위와 장으로 계속해서 흘러 들어오면 몸이 차가워지는 것이 당연하다.

음료뿐만이 아니다. 아이들이 좋아하는 아이스크림·푸딩·젤리·생크림 케이크·과일 등은 모두 냉장고나 냉동고에 넣어 차게 해서 먹는다. 특히 여름에는 시원한 보리차를 마시고 날마다 아이스크림을 먹는다. 이처럼 몸속에 들어가는 것은 온통 차가운 것들뿐이다.

이런 상황에서는 아무리 열이 많은 아이라도 몸이 차가워질 수밖에 없다. 원래 인간의 신체는 한랭 자극을 받으면 체온을 유지하기 위해 호흡과 심박 수를 높여 열을 만들어 낸다. 그러나 현대인은 만성적으로 찬 것을 과잉 섭취하고 있기 때문에 한랭 자극에 신체가 둔감해져서 찬 것이 몸속에 들어와도 열을 생산할 수 없게 되었다. 그 결과가 바로 저체온인 것이다.

냉병은 만병의 근원

● 과거에는 어떤 식생활을 했을까? 일본에서는 몇백 년 전인 에도 시대1603~1867년부터 냉병이 몸에 좋지 않다는 인식이 널리 퍼져 있었던 것 같다.

섭생에 힘쓸 것을 역설한 가이바라 에키켄貝原益軒의 《양생훈養生訓》(1713)에는 다음과 같은 구절이 있다.

쌀밥은 충분히 익혀서 부드러워져야 한다. 단단하거나 찰진 밥은 좋지 않다. 또한 밥과 국은 따뜻할 때 먹는다. 술은 더운 여름에도 따뜻하게 데워서 마시는 것이 좋다. 찬 술은 비장을 해친다. 추운 겨울에도 너무 뜨거운 술보다 따뜻한 것이 좋다. 뜨거운 술은 체내의 기를 흥분시켜 빈혈을 일으킨다.

술에 관한 부분은 아이와는 별 상관이 없을지도 모르지만, 여기서 기억해야 할 중요한 포인트는 에도 시대에도 찬 음료와 음식이 얼마나 내장에 악영향을 미치는지, 즉 '냉병은 만병의 근원'이라는 믿음이 있었다는 점이다.

에도 시대에는 당연히 냉장고가 없었다. 차게 한다고 해 봐야 우물물이나 강물을 이용하는 정도였을 테니, 그리 낮은 온도는 아니었을 것이다. 그런데도 '여름에도 따뜻한 것을 먹어야 한다'고 주장하고 있다. 그의 논지에 동의한다면 현대의 인공적인 찬 음식물이 어린아이의 몸에 얼마나 해로울지 충분히 짐작할 수 있을 것이다.

허 준의 《동의보감》에서는 냉증에 대해 다음과 같이 설명하고 있다.

냉증이란 추위를 탄다는 것과는 다르다. 몸의 일부 특히 손, 발, 허리 등이 항상 얼음처럼 차갑거나 차갑게 느껴지는 것을 말한다. 그런 사람은 밤에 잠자리에 들어서도 몸은 곧 따뜻해지지만 허리만은 언제까지나 차갑다.

과자가 몸을 차게 만든다

● 다음으로 문제가 되는 것이 과자다. 아이들은 예나 지금이나 달콤한 과자라면 사족을 못 쓴다. 그런데 초콜릿이나 쿠키, 케이크 등을 일상적으로 먹게 된 것은 식생활의 부정적인 변화라고 할 수 있다.

알고 있는 바와 같이 과자에는 백설탕이 들어 있는데, 이것이 우리 몸을 차게 만드는 주범이다. 백설탕은 단당류인 포도당과 과당이 결합한 것이다. 원래는 자당蔗糖이라고 하는데, 사탕수수로 만들어진 흑설탕에서 불순물을 인공적으로 제거하고 정제한 것이다. 따라서 미네랄이 함유되어 있지 않은 일종의 화학 물질이라고 할 수 있다.

자당도 탄수화물인 포도당과 마찬가지로 간장을 거쳐 혈액에 의해 전신으로 운반되어 열을 생산하고 체온을 높이는 작용을 하므로 일종의 에너지원이라고 할 수 있다. 하지만 문제는 그 속도에 있다.

당분을 섭취하면 혈당치가 상승하는데, 쌀이나 빵 등과 같은 탄수화물의 포도당전분은 효소의 작용으로 분해되기까지 어느 정도 시간이 걸리므로 혈당치가 완만하게 상승한다.

그러나 자당은 정제된 물질이라서 구조가 단순하기 때문에 분해되는 시간이 짧아 혈당치가 급상승한다. 체온도 그에 따라 급상승하고 하강 속도 역시 매우 빠르다. 이것이 결과적으로 몸을 차게 만드는 요인으로 작용한다.

게다가 이처럼 빠른 흡수 속도 때문에 1~2시간이 지나면 그것을 또 먹고 싶어지는 의존성이 생기게 된다. 일단 먹기 시작하면 멈출 수가 없는 것이다. 또한 인공적인 맛은 매우 자극적이기 때문에 미세한 미각을 마비시키는 부작용도 있다.

이러한 상태가 지속되면 우리 몸에 좋을 리가 없다. 혈당치의 급격한 변화는 불쾌감을 초래하여 정서 불안으로 이어지기도 한다.

예전에는 단 음식이라고 해 봐야 고구마나 과일 등 자연에서 얻는 단맛이 고작이었다. 그런데 오늘날의 아이들은 설탕이 들어간 과자를 날마다 먹고 있으니 몸에 부정적인 영향이 미칠 수밖에 없다.

인공적인 냉기를 멀리하라

● 요즘 부모들은 바쁘기 때문에 한 번에 많은 양을 요리해서 냉장고에 보관해 두는 방식을 선호한다. 이유식도 끼니 때마다 조금씩 만들기 번거롭다는 이유로 많은 양을 냉장고에 보관하는 경우가 있다.

전문가라고 해서 굳이 그런 생활 방식을 부정할 수는 없다. 하지만 이유식을 냉장고에서 꺼내서 데우지도 않고 생후 12개월도 되지 않은 아기에게 먹인다면 어떻게 될까? 이것이 매일 반복되면 아기의 작은 몸은 차가워질 수밖에 없다.

이유식뿐만 아니라, 냉장고에 보관했던 음식은 사람의 체온 정도로 데워 먹거나, 최소한 실온에 30분 가량 놓아두어 냉기를 빼고 먹는 것이 좋다.

그렇다면 아이에게 찬 음식물은 절대로 주지 말아야 하는가?

한여름에도 그래야 하는가?

많은 사람들이 이러한 의문을 제기할 것이다.

옛날 사람들은 여름에 수박·오이·소면 등을 먹으며 자연적인 방법으로 더위를 식혔다. 한의학에서도 여름 채소는 신체를 차게 하는 작용이 있어 달아 오른 몸을 식히는 데 좋다고 한다. 하지만 자연을 거스르는 냉장고·냉동고 등의 인공적인 냉기는 인간의 신체에 부담을 준다.

그런데 앞에서도 말했듯이, 인공적인 냉기에 지나치게 예민하게 반응할 필요는 없다. 물론 알레르기나 천식 등의 질병이 있는 아이는 찬 음식을 적극적으로 피하는 편이 좋지만, 건강한 아이라면 인공적으로 차게 만든 음식을 매 끼니마다 섭취하지 않게 하는 정도로 조심하면 될 것이다. 가령 '차가운 간식 다음에는 따뜻한 식사' 하는 식의 균형을 유지하면 된다.

요즘 사람들은 과일이나 음료를 지나치게 차게 해서 먹는다. 하지만 굳이 차게 하지 않아도 과일과 물은 충분히 맛이 있다. 프랑스의 카페 등에서는 물이나 오렌지 주스 등의 음료는 거의 상온으로 내온다. 찻집에서 얼음물이 나오는 것을 당연시하지 말자. 익숙해지면 상온의 물도 꽤 맛이 좋다.

씹지 않는 식생활이
뇌를 망친다

● 　식생활의 변화라는 측면에서 또 하나 눈여겨 볼 점은 현대인은 별로 음식을 씹어 먹지 않게 되었다는 점이다.

평소에 아이와 함께 먹는 음식을 떠올려 보자. 햄버거·카레·빵·그라탱·오므라이스·케이크 등 대부분 부드러운 것들뿐이다.

지난 며칠 동안 딱딱한 음식을 먹은 적이 있는지 생각해 보자, 예를 들면 생선·견과류·뿌리채소류·검은빵 등 말이다.

아이들은 많이 씹지 않아도 되는 음식을 선호하므로 아이들과 함께 하는 식탁에는 자연스럽게 부드러운 질감의 음식이 많이 오르게 된다.

'씹지 않는' 식생활로 인해 요즘 아이들은 턱이 작아지고 치열도 흐트러지고 있다. 그 때문에 요즘은 치열 교정이 아이들이 당연히 거쳐야 하는 의료 과정으로 인식되는 현상까지 일어나고 있다.

더 나아가, '씹지 않는' 것은 뇌에도 중대한 영향을 미치는데, 이것이 바로 냉병과 관련이 있는 부분이다.

음식물을 씹으면 만복중추가 자극을 받아 체지방이 연소되고 열이 만들어진다. 또한 혈액의 순환이 원활해지고 뇌신경이 자극되어 뇌의 작용이 활발해진다. 요컨대 음식을 씹는 행위에 의해 뇌에 자극이 가해지고 그에 따라 열을 생산하라는 신호가 작동함으로써 체온이 상승하게 되는 것이다.

씹는 행위는 마음을 안정시키는 효과도 갖고 있다. 스포츠 선수가 껌을 씹는 이유도 바로 그 때문이다. 음식물을 씹음으로써 혈장 속의 코르티솔cortisol을 억제하여 아드레날린과 노르아드레날린의 분비를 막아 주는 것이다. 이것들은 모두 스트레스에 반응하여 분비되기 때문에 스트레스 호르몬이라고도 불리는 것들이다. 이처럼 씹는 행위는 자율 신경을 제어하여 스트레스를 억제해 준다.

예부터 '음식을 잘 씹어 먹어라', '많이 씹으면 머리가 좋아진다'라는 말이 전해진 데는 분명한 이유가 있는 것이다.

씹는 행위에 의해 과연 머리가 좋아지는지 여부에 관해서는 엄밀한 데이터가 없지만, 저작과 뇌에 대한 자극이 연동하고 있는 것만은 확실하다. 그리고 치열에도 영향을 미치는 것이 분명하므로 '많이 씹으면 미인이 될 수 있다'고 단언할 수 있다.

뇌의 발달에 매우 중요한 '씹는 힘'

'씹는' 것의 5가지 효과

씹는 것이 건강에 깊게 관련하고 있다는 이유는 5가지로 나눌 수 있다.

음식을 소화시키기 쉽도록 부순다

위에 들어가는 음식은 세세할수록 소화 흡수되기 쉬워진다. 또 씹는 것은 침이나 소화액 분비를 증가시키기 때문에 씹으면 씹을수록 소화 흡수가 좋아진다.

입 안을 깨끗하게 하고 충치를 예방한다

침에는 살균 작용이 있고, 씹는 것에 의해 침의 분비가 많아져 입 안의 더러움을 씻어 내어 청결하게 유지한다. 또 씹으면 입 안 전체의 혈행이 좋아져 대사도 활발해지고 충치나 치주 예방에도 도움이 된다.

턱이 발달한다

씹기 시작하면 턱이나 턱의 관절, 근육 등도 발달한다. 턱의 발달은 치열에도 영향을 미친다. 턱이 제대로 발달하지 않으면 예쁜 치열이 될 수 없다.

입 끝의 감각으로 이물질을 판단

입의 감각은 매우 민감하다. 음식이 들어가면 우선 입 끝의 감각으로 이물질이나 유해물이 없다고 판단한 뒤에 어금니로 충분히 잘게 씹어 목으로 넘긴다. 씹는 것으로 이물질이나 유해 물질을 찾아내는 것이다.

마음의 안정에 도움이 되고 뇌를 자극한다

씹는 것은 아기가 젖을 빠는 본능적인 욕구와 마찬가지로 인간의 정신 안정에 도움을 주는 역할도 있다. 불안감에 안절부절못할 때 무심코 먹어 버리는 것 등도 마음의 안정을 구하는 것으로 봐야 한다. 잘 씹는 것은 비만 예방에도 도움이 된다. 게다가 씹으면 씹을수록 음식 본래의 미묘한 맛을 알고 뇌의 좋은 자극이 된다.

- 일본대학 치학구 소아치학과 교수, 아카사카 모리비토

'잘 씹는' 것이 뇌를 깨운다

'잘 씹으면 뇌가 단련된다'라는 말은 과장이 아니다. 씹는 행위는 몸과 마음의 다양한 기능에 영향을 주고 있다. 예를 들어 껌을 씹으면 그 맛에 의해 혀의 미뢰가 자극되고, 달고, 시고, 쓴 맛 등의 맛의 감각이 생겨나 맛있다 또는 맛없다라는 쾌감과 불쾌감의 감정이 생긴다. 이것은 맛의 신호가 대뇌피질의 미각 수용야受容野에 전달하는 동시에 감정에 관계하는 대뇌 변록계나 시상하부에도 전달되어 활동하기 때문이다. 시상하부는 내장의 움직임 등을 조절하는 중요한 기관이다. 게다가 음식은 구강 점막의 감각 수용기를 자극해서 음식의 단단함이나 온도의 신호를 뇌로 보낸다. 그리고 미각을 시작으로 하는 음식의 신호에는 뇌를 깨우게 하는 강한 작용이 있다.

이처럼 무엇을 씹는 행위는 대뇌·시상하부·중뇌 등의 인식·감정·내장 기능·대사·각성 등에 관계하는 뇌의 넓은 영역의 활동을 높여주어 마음과 몸의 활동을 활발하게 하는 작용이 있는 것이다.

— 도쿄의과치과대학 명예교수, 의학박사, 나카무라 요시오

입 호흡과 코 호흡

● 요즘에는 가만히 있을 때도 입을 반쯤 벌리고 있는 아이들이 많다. 입을 다물고 있을 때조차 약간 벌려진 입술 사이로 이가 보인다.

이것은 호흡을 입으로 하고 있기 때문이다. 인간은 원래 코로 호흡하는 것이 자연스럽다. 갓 태어난 아기는 처음에는 입으로 호흡하지만 젖을 빨면서 자연히 코 호흡으로 이행한다. 젖병이나 빠는 장난감 등도 코 호흡 훈련 효과가 있다.

그런데 당분이 함유된 모유나 우유를 잘 때 먹으면 충치가 잘 생긴다는 이유로 이유離乳를 서두르는 엄마들이 늘고 있다. 또한 치열이 고르지 않게 된다는 이유로 빠는 장난감을 주지 않는 부모들도 많다.

그런데 수유를 일찍 중단하고 장난감을 빨지도 못하게 하면

애써 코 호흡을 익혀 가던 아기가 다시 입 호흡으로 돌아가게 된다.

코 호흡이 바람직한 이유는 코가 필터 역할을 함으로써 코털과 점막이 먼지와 이물질을 막아 주기 때문이다. 만일 입으로 호흡하면 건조한 공기와 세균이 직접 목으로 들어가게 된다. 건조한 공기와 세균이 목의 림프 조직 - 편도 - 에 부착되면 백혈구의 면역력이 떨어져 알레르기성 질환으로 이어지기 쉽다.

코 호흡이 안 되면 식사 중에 호흡이 정지되는 시간이 길어지기 때문에 산소가 부족해진다. 그러면 답답한 나머지 무의식중에 식사를 서두르게 되고, 식사를 빨리 하면 당연히 잘 씹지 않으므로 소화도 제대로 되지 않는다. 또 산소가 충분치 못하므로 열이 잘 생산되지 못해 체온이 내려가고 결국은 냉병으로 이어지게 되는 것이다.

입으로 호흡하면 호흡이 얕아지고 어깨와 목 등에 지나치게 힘이 들어가서 몸이 경직된다. 따라서 쉽게 지치게 된다. 반면에 코로 호흡하면 자연히 호흡이 깊어져 심신이 편안해지고 뻣뻣했던 몸이 풀리면서 체력과 집중력에도 긍정적인 영향을 미치게 된다.

요가 등의 건강법에서는 심호흡을 매우 중시한다. 심호흡은 심신을 건강하게 하므로 장수의 비결이라고도 한다.

아이의 입이 건조하거나 코골이를 한다면 입으로 호흡하고 있을 가능성이 높다. 의식적으로 코로 호흡할 수 있도록 잘 타일러서 습관을 들여야 한다. 아기의 경우는 빠는 장난감을 주면 된다.

입을 오래 벌리고 있으면 턱과 다른 뼈의 발달에 악영향을 미치고 치열도 나빠진다. 치열이 나쁘다고 빠는 장난감을 주지 않아서 입으로 호흡하게 되고 그것이 결과적으로 치열뿐만 아니라 몸 전체에 좋지 않은 영향을 미치게 되니, 정말 아이러니한 일이다.

지금 부모가 주의를 기울여야 할 것은 치열이 아닌 입 호흡이다.

냉방이 자율 신경을
망가뜨린다

● 현대의 생활환경에 있어서 또 하나의 큰 변화는 냉난방의 보급이다. 오늘날 에어컨 보급률은 50%를 넘어서고 있으며, 냉장고를 보급률은 100%에 이른다.

우리 몸에 보다 큰 영향을 미치는 것은 난방보다는 냉방 쪽이다. 특히 지난 몇 년 간 온난화인지 열섬 현상인지는 모르겠지만, 여름은 이상 기온이라 할 수 있을 만큼 무더위가 기승을 부렸다. 연일 30℃를 넘는 무더위가 이어지면서 사무실이나 가정을 가리지 않고 에어컨을 하루 종일 켜 놓고 지냈고, 이런 환경에서 우리 몸은 점점 차가워질 수밖에 없었다.

최근에는 에너지 절약 차원에서 에어컨 설정 온도를 높이자는 캠페인도 벌어지고 있다. 그 취지에 공감하며 보조를 맞추고 있는 가정도 적지 않을 것이다. 그렇다 하더라도 실내의 공기가 일정 온도에 도달할 때까지 에어컨에서 나오는 바람은 상당히 차갑다.

무더위 속을 돌아다니다가 시원하게 냉방된 실내에 들어서는 순간 저절로 미소가 나올 만큼 기분이 좋아진 경험은 누구나 한 번쯤 해 봤을 것이다. 그러나 그 급격한 온도 차에 우리 몸은 잘 따라가지 못한다.

원래 인간의 신체에는 '발한 작용'이라는 천연 냉방 장치가 있다. 더위를 느끼면 자율 신경이 작용하여 땀이 난다. 땀, 즉 신체의 표면에 방출된 수분은 눈 깜짝할 새 증발해 버리는데, 이때 체표의 열을 함께 빼앗아 간다. 이와 같은 작용에 의해 신체의 열을 내림으로써 인간은 더위를 견뎌 낼 수 있는 것이다.

외부의 더위 속에서 땀을 흘려 체표 온도가 내려가 있는 상태

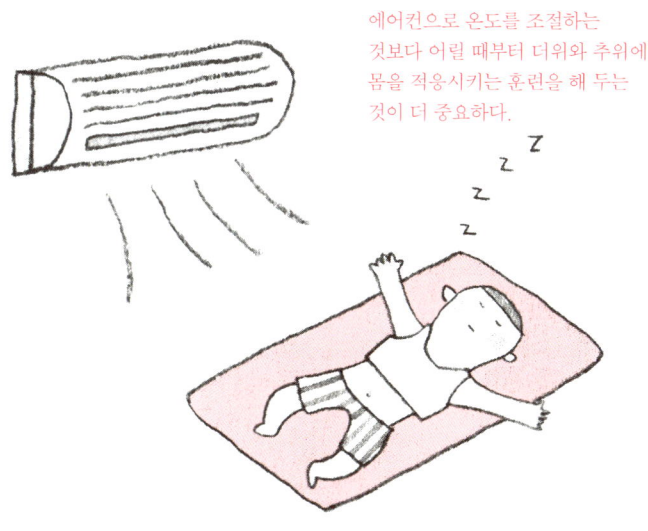

에어컨으로 온도를 조절하는 것보다 어릴 때부터 더위와 추위에 몸을 적응시키는 훈련을 해 두는 것이 더 중요하다.

에서 갑자기 냉방된 실내에 들어가면 우리 몸은 급속히 차가워진다.

이러한 상태가 매일처럼 계속되면 체온과 땀을 조절해 줘야 할 자율 신경이 제대로 작동하지 못하게 된다. 그러면 필요할 때 열을 만들어 내지도, 방출하지도 못하게 되어 냉병이 가속화되는 악순환에 빠지고 만다.

여름은 덥고 겨울은 추운 것이 자연의 이치다. 그리고 우리는 더위와 추위에 대응할 수 있는 힘을 갖고 태어난다. 특히 아이들은 어른과 달리 아직 그 힘이 마비되지 않았다. 착실히 기능하고 있는 것이다.

이상 기후도 있고 겨울엔 감기에 걸릴 수도 있으므로 냉난방을 전혀 이용하지 않을 수는 없다. 단 어른이 체감하는 바에 따라 외기를 너무 차거나 덥게 만들지 않도록 주의해야 한다. 에어컨으로 기온을 조절하는 것보다 어린 시절부터 더위와 추위에 자신의 몸을 적응시키는 훈련을 해 두는 것이 훨씬 더 중요하다.

나는 여름에도 냉방 장치를 거의 작동시키지 않는다. 그래서 아이들은 아이들은 땀투성이가 되어 잔다. 그래도 깨지 않고 잘만 자는 걸 보면 아이들이란 참 대단하다는 생각이 들곤 한다.

아이들이 더울까 봐 부모가 지레 걱정하여 에어컨을 켜 줄 필요는 없다. 부모로서 아이가 갖고 있는 체온 조절 능력을 일찌감치 박탈해 버린다면 말이 되겠는가.

게임은 운동 부족을 초래한다

● 게임은 지난 10여 년 사이에 현대 아이들의 생활의 일부분이 되었다. 집에서는 컴퓨터로 게임을 하고, 밖에서는 휴대용 전자 오락기나 휴대폰으로 게임을 하는 아이들이 대부분이다. 물론 필자의 자녀들도 예외라고 할 수 없다.

어릴 때부터 게임에 몰두하다 보면 운동 부족이 되기 쉽다. 필자가 특히 우려하는 부분은 운동을 하지 않으면 근육이 생기지 않는다는 점이다.

일상적으로 적당한 운동을 하면 혈액 순환이 원활해져 근육이 열을 생산해 낸다. 혈액 순환이 좋아지면 산소와 영양분이 몸 구석구석까지 도달하여 대사가 활발해지고 체온도 일정하게 유지할 수 있게 된다.

예전의 아이들은 학교에서 돌아오면 책가방을 던져 놓고 밖으로 뛰어나가 해가 질 때까지 신나게 놀았다. 그런데 요즘 아이들은 에어컨이 켜진 실내에서 삼삼오오 모여 앉아 묵묵히 게임기를 조작하고 있다.

하루가 다르게 성장하는 아이들이 이렇게 생활하면 운동량이 턱없이 모자란다. 근육이 붙지 않아 열을 만들어 내지 못하는 몸이 되어 버린다. 일반적으로 냉병을 호소해 오는 연령대는 운동량이 부족해지는 중년층이 많았는데, 요즘에는 진료실을 찾아오는 청소년의 수도 꾸준히 늘고 있다.

아이들은 밖에서 뛰어놀아야 한다. 부모는 게임 시간을 한정시키고, 이왕이면 밖에 나가 놀라고 아이의 등을 떠밀어야 한다. 운동 한 가지를 정해 놓고 매일 하는 것도 좋다. 운동 부족을 해소하기 위해 부모와 아이가 함께 걸어 다니고, 엘리베이터보다는 계단을 이용하는 습관을 들이는 것도 좋은 방법이다.

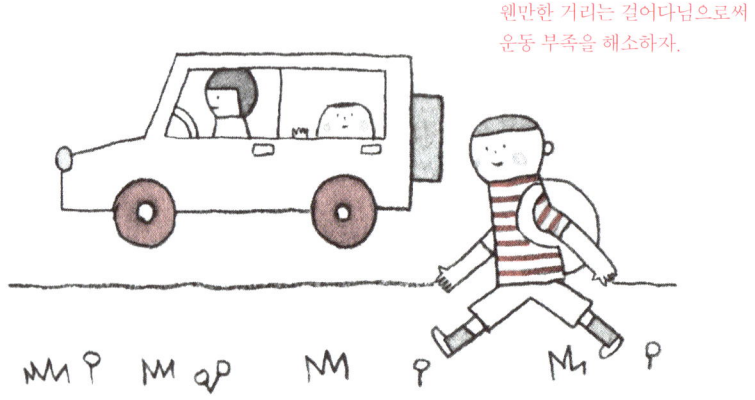

왠만한 거리는 걸어다님으로써 운동 부족을 해소하자.

아침형 아이가 건강하다

● 요즘 초등학생들이 밤늦은 시간에 태연하게 거리를 걷고 있는 모습을 볼 때가 많다. 밤 10시, 11시에 술을 파는 음식점에서 부모와 함께 식사를 하는 아이들을 보는 경우도 있다.

가정마다 나름대로의 사정이 있을 테니 이러쿵저러쿵 말할 수는 없지만, 늦게 자는 것은 아이의 몸에 좋지 않다.

인간의 뇌의 시상하부에는 해가 지면 쉬고 해가 뜨면 일어나 활동할 것을 지시하는 체내 시계가 자리 잡고 있다. 체내 시계는 자율 신경과 밀접하게 연동하여 기상에서 수면까지 하루 생활의 리듬을 제어해 준다.

체내 시계의 리듬을 정상적으로 유지하려면 태양의 빛과 밤의 어둠이 필요하다. 아침에 햇볕을 쬐면 뇌 내 신경전달물질인 세로토닌이 분비된다. 세로토닌은 불안감과 초조감을 억제하는 작용이 있어서 '치유 호르몬'이라고도 불리는데, 이것이 부족해지면 우울증이 생긴다. 감정의 기복이 심하거나 화를 잘 내는 아이의 경우 세로토닌의 부족이 그 원인일 가능성이 크다.

또한 세로토닌은 수면 유도 작용과 항산화 작용을 하는 멜라토닌을 만드는 재료가 된다. 멜라토닌은 아침 해를 보고 나서 14시간 뒤에 분비되고, 그로부터 2시간 뒤에는 졸음이 오기 시작한다. 이때 잠자리에 들면 숙면을 취할 수 있다. 양질의 수면은 당연히 다음날의 활동력과 집중력을 높여 준다.

예를 들어 아침 6시에 일어나면 저역 8~10시경에는 잠이 오게 된다. 그런데 이 타이밍을 놓치고 밤늦게까지 깨어 있으면 체내 시계의 리듬이 무너진다. 그렇게 되면 자율 신경이 균형을 잃어 세로토닌과 멜라토닌이라는 중요한 호르몬이 분비되기 어려워진다. 자율 신경이 제 기능을 다하지 못하면 몸이 쉽게 차가워져 체온이 하강하는 메커니즘은 지금까지 설명한 바와 같다.

예로부터 '잠 잘 자는 아이가 잘 자란다'라고 알려져 왔는데, 이것은 과학적으로도 입증된다. 성장 호르몬은 수면 중에 대량으로 분비되기 때문이다. 뇌의 시상하부에서 만들어진 성장 호르몬은 혈액의 순환에 의해 전신으로 운반되어 뼈와 근육을 키워 준다. 밤에 푹 자지 못하거나 몸에 냉병이 있으면 성장 호르몬이 전신에 미치지 못하게 된다.

'일찍 자고 일찍 일어나는' 생활 리듬을 유지하는 것은 성장하는 아이에게 매우 중요하다.

옷을 얇게 입혀라

● 복장도 중요한 생활 습관상의 포인트다. 원래 아이들은 열이 많기 때문에 얇은 옷에 맨발로 돌아다녀도 별 문제가 없다. 수십 년 전에는 겨울에도 홑바지 차림으로 학교에 다녔고, 그보다 더 오래 전에는 한겨울에도 맨발에 짚신을 신었다.

그러나 요즘에는 겨울에 얇은 옷차림의 아이들이 눈에 띄지 않는다. 필요 이상으로 옷을 두껍게 입는 아이들이 늘어난 것이다. 대부분 어른들처럼 오리털 점퍼에 솜바지를 입고 목도리를 두르고 장갑을 낀다. 이는 부모가 자신의 체감 온도에 맞춰 아이도 껴입히는 것이라고 추측해 볼 수 있다.

어른과 어린이를 똑같이 취급해서는 안 된다. 옷을 껴입는 습관을 들이면 아이의 신체에 내장된 체온 조절 능력이 발휘될 기회가 없어진다.

물론 아지 자신이 추위를 느낀다면 별 문제가 없지만, 대부분의 경우 아이들은 옷을 다소 얇게 입어도 불편을 느끼지 않는다. 어릴 때부터 옷을 얇게 입는 습관을 들임으로써 몸에서 스스로 열을 내는 훈련을 할 수 있게 해 주는 것이 좋다.

유아에게도 두껍게 입힐 필요가 없다. 외풍이 있는 옛날 가옥에서 아이를 기른 지금의 할머니 세대는 '아기는 껴입혀야 한다'고 입버릇처럼 말하지만, 현대식 주택에서는 두껍게 입히면 땀이 나서 오히려 몸이 차가워질 우려가 있다.

단, 여자아이는 사춘기에 접어들어 월경이 시작되면 지나치게 얇게 입히지 않는 것이 좋다. 특히 하반신은 될수록 냉기가 들어오지 않도록 주의해야 한다.

그런데 여자아이들은 중·고등학교에 들어가자마자 교복 치

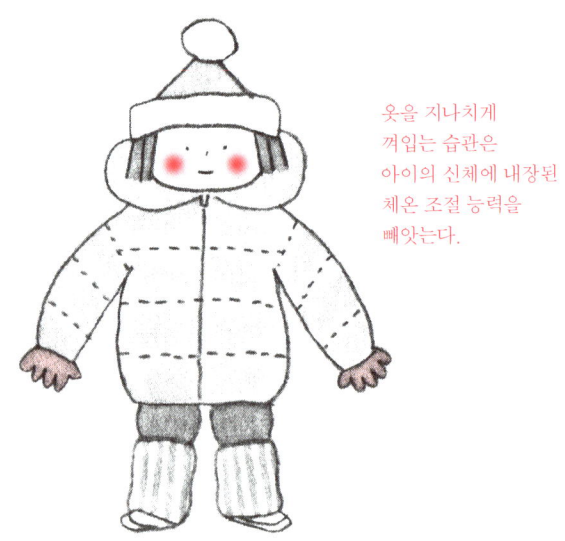

옷을 지나치게 껴입는 습관은 아이의 신체에 내장된 체온 조절 능력을 빼앗는다.

마를 짧게 줄여 입는다. 하반신을 따뜻하게 해야 하는 시기에 도리어 옷차림이 부실해지는 것이다. 여름에는 에어컨 바람이 쌩쌩 부는 실내에서 배와 허리 등이 노출되는 탱크 탑에 골반 바지 차림을 하고 있다. 패션에 민감한 나이인 만큼 전혀 이해가 가지 않는 것은 아니지만, 이런 차림은 냉병으로 가는 지름길이다. 여성의 냉병은 특히 월경 불순을 비롯한 부인과 계통 질환으로 이어질 가능성이 크므로 주의가 필요하다.

어떤 때 옷을 얇게 또는 두껍게 입어야 하는지 분명히 가르치는 것도 부모가 해야 할 일 가운데 하나다. 냉병을 치료하는 의사로서는 노출 패션의 유행이 조속히 끝나기를 바랄 뿐이다.

더위 · 추위 스트레스가 필요하다

한의학에서 '칠정육음七情六淫'이라는 개념은 인간이 병에 걸리는 원인을 말한다. 먼저, '칠정'이란 기쁨喜 · 분노怒 · 생각思 · 근심憂 · 놀람驚 · 두려움恐 · 슬픔悲의 7가지 감정을 말하고, '육음'이란 바람風 · 추위寒 · 더위暑 · 습기濕 · 건조燥 · 불火의 6가지 기氣를 가리킨다.

요즘 말로 바꿔 말하면 이것들은 모두 '스트레스'에 해당된다. 분노나 슬픔 등의 감정과, 추위나 더위 등의 외부 환경의 변화가 스트레스가 되어 병을 유발하는 것이다.

단, 여기서 오해하지 말아야 할 것이 있다. 이러한 여러 가지 스트레스는 병으로 이어지므로 없는 편이 낫다는 뜻은 아니라는 점이다. 생각해 보자. '칠정육음'을 없애고 싶다고 해서 완전히 없앨 수 있는가? 기쁨 · 슬픔 · 두려움 등의 감정은 어떤 사람에

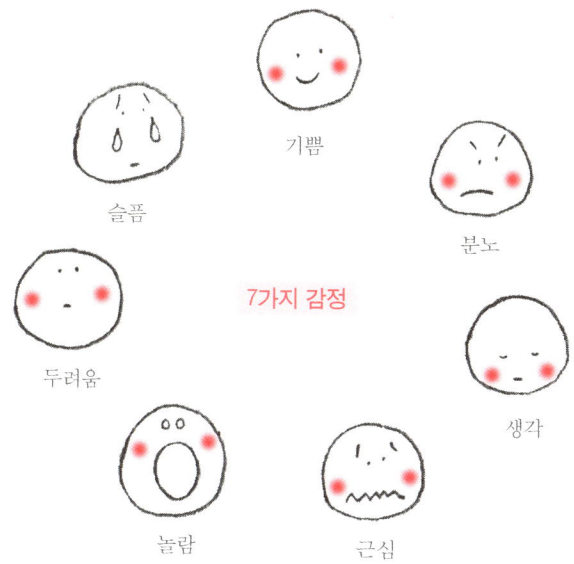

게든 찾아오는 것이고, 더욱이 더위와 추위 등은 자연 현상이므로 완전히 배제할 수가 없다.

　이러한 스트레스는 기를 쓰고 배제하려 할 것이 아니라 잘 다스려서 그것을 견딜 수 있는 몸으로 만들어 나가야 한다.

　그러기 위해서는 어릴 때부터 스트레스에 익숙해질 필요가 있다. 더위나 추위 등 자연에서 받는 스트레스는 인공적으로 조절하려 하지 말고 될수록 그 상황에 몸이 익숙해지도록 만들어야 한다. 자연의 다양한 상태에 적응할 수 있도록 우리 몸의 힘을 기르는 것이 중요하다.

'외적 스트레스에 강한 몸'은 '열을 생산하여 체온을 조절할 수 있는 몸'이므로 스트레스에 잘 대처할 수만 있다면 체력과 집중력은 저절로 따라오게 된다.

3장

몸의 냉병과 마음의 냉병

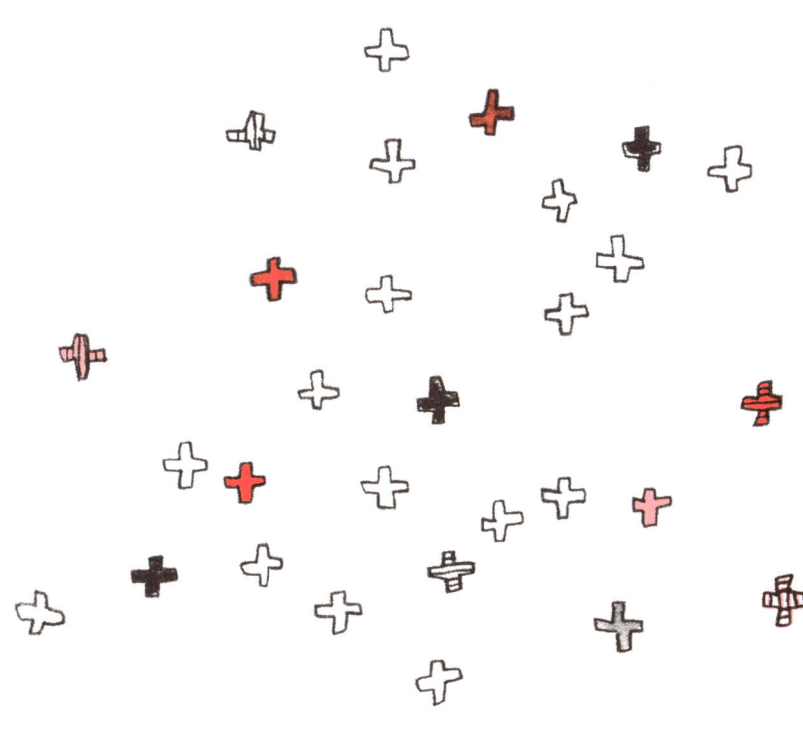

감정을 표현하지 못하는 아이들

필자가 전념하고 있는 통합 의료는 '병'은 물론 '사람'을 진찰하는 의료이므로 내원한 이의 신체뿐만 아니라 마음도 관찰한다. 사실 환자의 병은 마음에서 시작되는 경우가 적지 않다. 말하자면 '마음의 냉병'이라 할 수 있다. 몸의 냉병이 치유되면서 마음의 냉병이 완화되는 경우도 있고, 마음의 냉병이 좋아지면서 신체의 증상이 낫는 경우도 있다. 이는 몸과 마음이 긴밀하게 연결되어 있기 때문이다.

필자의 진료실에는 마음의 병을 앓고 있는 환자들이 많이 찾아오는데, 그중에서 '요즘 아이들은 마음의 냉병도 심각하구나' 하고 실감하게 된 예가 있다.

열일곱 살의 M군은 '등교 거부'로 시작하여 '은둔형 외톨이'로 지내다가 병원을 찾아온 경우였다. 생활 방식은 완전히 저녁형으로, 밤늦게까지 인터넷이나 게임을 하고 오전 중엔 잠자리에서 일어나지 못했다. 점심때 느지막이 일어난 뒤에도 일체 외출하지 않고 방에 틀어박혀 지냈다. 원래 말수가 적은 데다 부모와는 거의 대화를 하려 들지 않았다. 묻는 말에는 '응' 또는 '아니'로 반응할 뿐 의사 소통 자체를 피하고 있는 것 같다는 것이 부모의 말이었다.

M군은 초등학교 때부터 성적도 우수한 데다 부모의 기대가 커서 명문 대학교를 목표로 공부해 왔다. 어릴 때부터 밖에서 뛰어노는 일은 거의 없었고 오로지 공부뿐인 생활이었다는 것이다.

명문 중학교에 진학하여 3년 간은 별 문제 없이 지내다가 고등학교에 입학하고 나서 학교에 가지 않는 날이 늘어났다. 밤낮이 뒤바뀐 생활도 이 무렵부터 시작되어 항불안 약과 수면제를 달고 지내게 되었다.

전형적인 '마음의 냉병' 패턴이었다. '공부만 잘하면 만사 OK' 주의인 부모는 어린 시절부터 M군을 따뜻하게 보듬어 주거나 마주앉아 대화를 하는 경우가 없었다고 한다. 친구도 없고 밖에서 놀지도 않았던 그는 필시 또래들과 부대끼며 사람의 온기를 느껴 본 경험이 거의 없었을 것이라고 짐작되었다.

촉진해 보니 아랫배가 상당히 차가워져 있어서 일단 몸을 따뜻하게 해 주는 한약을 처방했다. 그리고 '몸과 마음의 냉병을 치료해야 한다'는 치료 방침을 설명해 주고 생활 습관을 개선해 나갈 것을 권유했다.

잠자리에 들기 전에 38~40℃의 따뜻한 물에 몸을 담글 것, 욕조에서 나온 뒤에는 인터넷이나 게임을 하지 말고 바로 잠자리에 들 것, 찬 음식을 피할 것, 아침에 일어나서 10분이라도 산책할 것 등등을 조언했다.

이후 M군의 증상은 조금씩 개선되어 학교에 다니기 시작했다. 그리고 얼마 지나지 않아 진료실에 발걸음을 끊은 것으로 보아 의사의 도움이 필요치 않을 만큼 좋아졌을 것으로 믿고 있다.

엄마에게 이끌려 진료실을 찾아오는 아이들은 대부분 냉병을 앓고 있다. 배를 만져 보면 찬 기운이 느껴지고 표정의 변화가 없으며 말수도 적다. 에너지가 넘치는 아이들은 감정 표현이 풍부한 법이다. 서럽게 울다가도 언제 그랬냐는 듯 헤헤거린다. 그런데 몸이 찬 아이들은 그와는 반대로 하나같이 어두운 얼굴을 하고 있다. 이것은 그들이 몸뿐 아니라 마음까지 차가워져 있다는 것을 보여 주는 증거다.

마음의 병을 부르는
마음의 냉병

● 등교 거부, 집단 따돌림, 은둔형 외톨이, 우울증, 자살 등 사회 문제화 되고 있는 아이들의 마음의 병은 대부분 '마음의 냉병'에서 비롯된다고 할 수 있다.

여기서 '마음의 냉병'이란 '냉정한 마음을 가진 인간'이라는 의미가 아니라 마음의 기능이 떨어져 있는 상태를 가리킨다. 몸이 차가워지면 전신의 근육이 경직되면서 마음 역시 부정적인 영향을 받게 된다.

희로애락 등의 감정을 잘 표현하지 못하거나, 분노·슬픔 등의 특정 감정에 휘둘리거나 사랑 받고 싶은 욕구를 채우지 못한 탓에 공격적인 성향을 보이는 등 마음의 냉병은 다양한 형태로 모습을 드러낸다. 스펀지처럼 부드러워야 할 아이의 마음이 납덩이처럼 딱딱해져 버리는 것이다.

아이 스스로 자신의 감정을 제대로 표현할 수 없는 상태다 보니 부모나 주위 사람들도 무엇을 어떻게 해 줘야 할지 갈피를 잡지 못한다. 아이가 공격적으로 행동하거나 난폭하게 굴면 부모는 점점 더 혼란스러워진다. 아이도 자신의 불안감의 정체를 정확히 알지 못하므로 마음의 지옥에서 헤어날 길이 없다. 등교를 거부하거나 집안에서 은둔하는 아이들은 대부분 이러한 지경에 놓여 있다.

필자의 진료 경험상, 부모의 기대에 부응하려고 애쓰는 착실한 아이, 감수성이 풍부하고 민감한 아이일수록 마음의 냉병에 걸리기 쉽다.

요즘 아이들은 유치원 또는 초등학교 시절부터 경쟁을 강요당하고 주위의 평가를 의식하며 살아가고 있다. 친구도 경쟁자로 의식되고, 부모에게는 늘 평가의 대상으로 인식되어 마음의 안정을 취할 수가 없다.

주위의 시선 따위에 신경 쓰지 않고 태평스럽게 자기 주장을 관철하는 아이는 마음의 병이 걸리지 않는다. 하지만 눈치 빠르고 착실한 노력형 아이는 주위의 기대에 부응하기 위해 자신의 진정한 감정을 습관적으로 억눌러 버리게 된다. 그러다가 결국은 마음의 냉병에 걸리고 마는 것이다.

몸의 냉병 ⇔ 마음의 냉병

● 　몸과 마음은 밀접하게 연관되어 있으므로 몸이 차가워지면 마음도 차가워지는 경우가 많다. 몸이 차가워지는 요인에 관해서는 2장에서 상세히 설명한 바와 같다. 생활환경, 식습관, 운동 부족 등이 그 요인이다.

　그 반대의 공식도 성립한다. 즉 마음이 차가워지면 몸이 차가워져 병을 유발할 수 있다는 것이다.

　정신적인 스트레스를 느끼면 교감 신경이 지나치게 우위를 차지하여 아드레날린과 노르아드레날린이라는 호르몬이 과잉 분비됨으로써 우리 몸은 긴장 상태에 돌입한다. 그러면 혈관이 수축하고 혈행이 나빠지면서 몸이 차가워진다.

　이 전투 모드 자체가 부정적인 것은 아니다. 이후 자율 신경의 스위치가 제대로 작동하여 부교감 신경이 우위를 차지하면 된다. 그러면 몸과 마음 모두 느긋하게 쉴 수 있게 된다.

그러나 이러한 전환이 원활하게 이루어지지 않아 긴장 상태가 만성적으로 지속되면 면역력이 저하되어 알레르기 같은 다양한 신체적 문제가 발생한다.

최근에는 우울증을 앓는 아이들이 많다. 우울증은 과중한 스트레스로 인해 비정상적인 긴장 상태에 놓여 있던 교감 신경이 일정 한계를 넘는 순간 갑자기 부교감 신경 쪽으로 전환되고 이후에도 그 상태가 지속될 때 일어나는 병이다.

스트레스로 인해 몸이 차가워지면 자율 신경 시스템이 고장을 일으켜 정상적인 전환이 이루어지지 않게 되는 것이다. 교감 신경이 우위에 있을 때 나와야 할 도파민의욕 호르몬과 세로토닌치유 호르몬이 분비되지 않으면 무기력감에 빠지고 죽고 싶다는 극단적인 생각까지 들 수도 있다.

'스트레스성 천식'이 발병하는 것도 마찬가지 원리다. 정신적인 긴장 상태가 지속되면 원래는 교감 신경이 우위를 점하여 천식의 발작을 억제해 줘야 한다. 그러나 그것이 경계선을 넘어 버리거나 항스트레스 호르몬인 부신피질호르몬이 고갈되어 분비되지 못하면 천식 증상이 나타나게 된다. 부신피질호르몬이 분비되지 않으면 기관지가 수축하지 않기 때문이다.

이처럼 마음의 냉병은 신체의 냉병으로 이어지고 그것이 질병을 유발한다. 그리고 몸이 나빠지면 기분이 우울해지는 악순환에 빠지면서 수렁에서 헤어나지 못하게 된다.

마음이 차가워지면 몸이 차가워지고, 몸이 차가워지면 마음이 차가워진다. 냉병이 어느 한쪽만 문제를 일으키는 경우는 거의 없다. 그렇기 때문에 몸과 마음 양쪽을 다 잘 보살펴야 하는 것이다.

귀한 자식일수록 스트레스에 노출시켜라

● 다시 스트레스에 관해 논해 보자. 앞에서 '스트레스를 받으면 몸이 차가워진다'고 해서 '그러면 스트레스를 안 받게 하면 될 게 아닌가' 하고 단정하는 분이 있을지도 모르겠다.

그것도 답이 될 수는 있겠지만, 스트레스를 받지 않고 살아가는 것이 가능할까? '스트레스를 받지 않도록 하는 것'보다는 '스트레스에 강한, 잘 견디는 몸을 만드는 것'이 더 발전적일 것이라고 생각한다.

어른의 경우에는, 성격과 생활 습관이 오랫동안 서서히 구축되어 왔기 때문에 이를 개선하기가 쉽지 않다. 하지만 한창 성장하고 있는 어린아이의 경우는 가능성이 많다. 지금부터 사고방식과 생활 습관을 바꿔 나가면 충분히 체질을 개선할 수 있다.

그러기 위해서는 어느 정도의 스트레스를 받게 할 필요가 있다.

 '귀한 자식은 여행을 보내라'라는 말이 있다. '젊어 고생은 사서도 한다'는 말도 흔히 듣는다. 즉, 자식을 응석받이로 키우는 것보다 부모 곁을 떠나 거친 세상에 나가 고생을 해 보게 하는 편이 좋다는 뜻이다. 이것을 '어릴 때는 스트레스를 맛보게 하는 편이 좋다'로 바꿔 말할 수도 있을 것이다.

 더우면 냉방, 추우면 난방, 자동차를 타고 주입식 학원에 다니고, 실내에서만 놀아서 온몸에 상처 하나 없는 아이들. 요즘 아이들의 생활에는 외적 스트레스가 전혀 작용하지 않는다.

 또한 저출산 시대이니만큼 부모와 양가 조부모까지 총 어른 여섯 명이 아이 하나를 돌보며 응석을 받아 주는 경우가 많다. 좋아하는 음식을 골라 먹이고 사 달라고 조르는 것은 곧바로 안겨 주다 보니, 인내를 경험해 본 적도, 할 필요도 없다.

 집에서는 당연한 것처럼 독방이 주어지므로 형제가 없는 아이는 말다툼이나 몸싸움 한 번 해 본 적이 없다. 예전처럼 이웃의 호랑이 아저씨에게 꾸중을 듣는 일도 없어졌다. 골목대장을 중심으로 한 아이들 간의 자연스러운 상하 관계나 자립적인 공동체도 이루어지기 어려운 환경이 되었다. 아이들끼리 서로 부대끼는 일이 극도로 줄어든 것이다. 이런 환경에서는 내적 스트레스도 받을 일이 없다.

 반면에 예전 아이들의 생활은 어땠을까? 에어컨도, 히터도 없던 시절, 덥든 춥든 집 밖에서 놀았고, 먼 길도 걸어다녔다. 집은 좁은데 자식은 많아서 집안이 늘 소란스러웠다. 먹을거리가 충분치 않을 때는 배가 고파도 참았다. 형제가 많은 만큼 싸움이 끊이지 않았지만 그 속에서 인내심과 양보심을 배워 나갔다. 그들은 적당한 스트레스가 상존하는 상황에 놓여 있었다. 그래서인지 옛날 아이들에게는 확실히 아토피나 천식이 없었다.

현대는 스트레스가 넘쳐나는 사회라고들 하지만, 정말 그럴까? 아이들의 세계에도 분명히 입시 전쟁, 경쟁주의 등의 새로운 스트레스 요소가 등장하긴 했지만, 아이들의 몸이 대수롭지 않은 스트레스조차 견뎌낼 수 없게 되어 버렸다는 점을 간과해서는 안 된다.

스트레스에 약한 아이들은 작은 일에도 쉽게 상처 입고 좌절하여 방에 틀어박힌 채 타인과의 접촉을 피한다. 그러나 기나 긴 인생에서 스트레스를 완전히 배제하고 살 수는 없다. 싫은 일, 힘든 일, 괴로운 일은 누구에게든 닥쳐 오는 것이므로 그것을 견뎌 낼 수 있는 몸과 마음을 길러 스트레스와 사이좋게 지낼 수 있어야 하는 것이다.

때로 단호하게 꾸짖어라

● 냉병의 특효약은 따뜻하게 해 주는 것이다.

마음에 냉병이 있는 아이도 '열熱'이 필요하다. 핫팩이나 습포, 따뜻한 음식을 이용하는 물리적인 방법에 관해서는 5장에서 소개하기로 하고, 여기서는 부모의 '애정'에 대해 이야기하고자 한다.

마음이 차가워진 아이는 애정 결핍이 원인이다. "말도 안 돼요! 우린 아이에게 뭐 하나 부족한 것 없이 다 해 줬어요. 충분히 사랑해 주고 있다고요!"라고 항변하는 부모도 있을 것이다. 그런데 애정을 보여 주는 것과 응석을 받아 주는 것은 다르다. 원하는 것을 다 갖고, 맛있는 것을 먹고, 일류 학원에 다녀도 아이의 마음엔 냉기가 감돌고 있을 수 있다. 거기에는 부모와 자식이 서로에게 진지하게 관심을 기울이며 마주보는 '따뜻함'이 없기 때문이다.

지금 자녀의 안색을 살피며 비위를 맞추고 있지는 않은가?

자녀가 자신을 싫어할까 봐 훈계가 필요한데도 따끔하게 혼내지 못하는 것은 아닌가?

행여 곪은 종기가 터지기라도 할 듯 조심스럽게 자녀를 대하면 그대로 자녀에게 전해진다. 그러면 자녀는 점점 부모에 대한 불신감을 쌓아 가게 된다.

'친구 같은 부모'라는 말이 있다. 부모가 친구처럼 스스럼없이 아이를 대하고, 언제 어디서나 함께하는 사이 좋은 부모자식 간이라는 좋은 이미지로 쓰이는 말이다. 하지만 본래 부모와 친구는 전혀 다른 존재다. 부모에게는 어느 정도의 권위가 필요하고, 아이는 부모에 대해 존경하는 마음을 가져야 한다.

어째서 아이들은 부모를 존경하지 않게 된 것일까? 그것은 부모가 아이를 꾸짖지 않기 때문이다. 학교 선생님도 그렇다. 꾸짖는다는 것은 애정이 있어야만 가능한 일이다. 요즘 세태를 보면 열혈 선생님은 모두 학교에서 사라져 버린 것 같다.

학교에서 주의력 결핍 및 ADHD과잉행동장애를 의심 받아 진료실에 찾아온 아이가 있었는데, 엄마는 그럴 리가 없다고 호소했다. 검사 결과 엄마의 주장대로 ADHD가 아니었다. 그러면 엄마 앞에서는 얌전한 아이가 학교에서는 왜 망나니처럼 굴었을까? 이유를 물어보니 엄마는 무섭지만 학교 선생님은 무섭지 않기 때문이란다. 수업 중에 돌아다녀도 선생님이 혼을 내지 않으니까 마음 내키는 대로 행동했던 것이다.

 나는 아이가 규칙을 어기면 반드시 혼을 낸다. 내 자식이든 아니든 그 원칙에 변함은 없다. 가령 아이가 약속을 어겼을 때 가차 없이 꾸짖는다. 다른 집 아이들이 조용히 해야 할 곳에서 소란스럽게 돌아다니면 꼭 불러 세워서 훈계를 한다.

 요즘 아이들은 가정에서나 학교에서나 제대로 훈육 받지 못하는 것 같다. 예전에는 학교에서 선생님께 혼나는 것이 다반사였고, 그에 대해 불평하는 부모도 없었다.

 그 누구에게도 따끔하게 혼난 적이 없고 스트레스에 대한 내성도 없는 아이에게 혹독한 시련이 닥친다면 과연 어떻게 될까?

부모라면 마땅히
자녀의 일에 관여하라

● 엄마 손에 이끌려 진료실을 찾아온 아이들을 보아 온 입장에서 매우 신경 쓰이는 점이 있다.

그것은 '아버지는 어디에 있는 것일까?'라는 의문이다. 물론 평일 낮에 아버지가 일을 쉬고 아이를 클리닉에 데려오는 것은 쉽지 않은 일일 것이다. 그런데 엄마와 아이의 이야기 속에서도 아버지의 존재를 느낄 수가 없다. 엄마는 아이에 관한 일은 전부 혼자 떠맡아야 한다고 체념하고 있는 눈치고, 아이의 입에서도 '아버지'라는 단어가 좀처럼 나오지 않는다.

아이들이 앓는 마음의 병은 가족의 애정과 깊은 관련이 있다. 부부 사이가 불안정하면 자녀는 직감적으로 알아차리고, 아이의 건강 상태와 정신 상태는 영향을 받는다.

부부 관계가 순탄치 못하면 자녀에게 애정을 쏟을 여유가 없다. 충분한 애정을 받지 못하는 아이는 그 허전함을 달래기 위해 몸과 마음에 부정적인 반응이 나타난다. 배 또는 머리가 아프거나 학교를 무단으로 쉬거나 폭언을 하거나 동물을 괴롭히는 등의 여러 가지 이상 행동으로 나타나는 것이다.

이렇게 되면 엄마는 당황하여 남편과 의논하려 한다. 이때 남편이 바쁘다는 핑계로 문제를 회피하려 한다면 아내는 한층 더 불안해지고 그런 불안감은 아이에게 그대로 전해진다.

최근 들어 자녀 양육에 관여하는 아버지가 이전에 비해 늘어나긴 했지만, 아직도 많은 아버지들이 자녀의 일은 어머니에게 일임해 버린다. 집에 있는 시간이 적으면 적은 대로 아버지가 할 수 있는 일은 다양하다. 휴일에 가족과 함께 야외에서 신체 활동을 하거나, 자녀와 목욕을 함께 하거나 아침식사 만큼은 반드시 함께 먹는다거나 하는 식으로 아버지 나름대로 규칙을 정하여 실천할 수도 있다.

엄마와는 또 다른 각도에서 아버지가 적극적으로 자녀 일에 관여하는 것. 그것이야말로 가정에 있어서 아버지의 진정한 존재 의미이기도 하다. 아버지의 '열'은 분명히 자녀의 얼어붙은 마음을 녹여 줄 수 있다.

꾸짖을 때는 융통성이 필수

● 　부모가 아이를 꾸짖는 것도 중요하지만, 단순히 감정적으로 '분노'를 아이에게 퍼붓는 방식은 바람직하지 않다.

우리 집에서는 거짓말을 했을 때, 약속을 지키지 않았을 때, 물건을 함부로 다뤘을 때 등 세부 항목을 정해 두고 그것을 어겼을 때 꾸중을 한다. 도가 지나친 행동을 하면 '머리카락을 밀어 버리겠다!'고 으름장을 놓기도 한다.

얼마 전 중학교 3학년짜리 아들이 마을 축제에 가겠다고 해서 통행금지 시간을 밤 10시로 정했다. 그런데 아들이 약속을 깨고 밤늦게 귀가했다. 아내가 통행 금지 전에 문자 메시지로 주의를 주었는데도 말을 듣지 않은 것이다. 그래서 나는 다음 날 아들을 이발소에 데려가서 삭발을 시켰다. 그 뒤로는 아들 녀석은 다시 까까머리가 되기는 싫은지 부모와의 약속을 엄수하고 있다. '아버지와 약속을 지키지 않으면 큰일이 난다'는 경각심을 갖게 된 듯하다.

 아들과는 평소에 게임이나 스포츠를 함께 하면서 실컷 놀아 주기도 하지만, 잘못을 했을 때는 따끔하게 꾸짖는다. 자녀를 다룰 때는 그런 '밀고 당기기'가 중요하다고 생각한다.

 내가 엄하게 꾸짖은 뒤에는 아내가 부드러운 말로 타이른다. 반대로 아내가 꾸중을 한 뒤에는 내가 달래 주는 식으로 부부 간에 역할 분담을 하고 있다.

 어린아이를 꾸중한 뒤에는 꼭 안아 주는 것이 좋다. 꾸짖는 것과 안아 주는 것은 '애정'이라는 측면에서 보면 동의어다. '나쁜 짓을 하면 혼이 나지만, 아빠와 엄마는 언제나 네 편이야' 하는 점을 분명히 보여 줘야 한다. 그것만 확실히 전해진다면 아이의 마음은 불안하지 않을 것이다.

 요즘 들어 '청소년의 자살'이라는 가슴 아픈 뉴스를 종종 접하면서, 과연 자살을 선택할 수밖에 없었던 그 아이의 심정은 어땠을지 헤아려 보게 된다. 그것은 혹시 '이 세상에 자기 편은 아무도 없다'는 절망감은 아니었을까?

부모도 마음의 냉병을 앓는다

● 애정 표현 방식이 왜곡되어 있는 경우도 있다.

하루는 정신분열증을 앓고 있는 20세 청년의 어머니가 클리닉에 예약 전화를 걸어 와 이렇게 부탁했다.

"선생님은 약 복용을 중단하라고 하지 않으셨으면 좋겠어요. 우리 애는 약을 먹고 싶어 하지 않지만, 그애가 원하는 대로 들어 주시면 안 됩니다."

사정을 들어 보니, 그동안 약을 중단하는 방향으로 치료를 받아 왔는데, 실제로 약을 먹지 않으면 병세가 다시 악화되는 과정이 반복되었다고 한다. 엄마는 그 시간이 한 마디로 '지옥' 같았다고 표현했다.

나는 "치료를 받다가 상태가 좋아져서 환자 본인이 약을 줄이고 싶다고 하면 그 희망에 따라 줄 수도 있습니다."라고 대답했다.

그러자 엄마는 "선생님은 제가 얼마나 힘든지 모르셔서 그래요." 하며 한숨을 내쉬는 것이었다.

그런데 이 엄마가 호소하고 있는 것은 자신의 괴로움이지 아들의 괴로움이 아니다. 자식이 힘들어 할 때는 부모도 그 고통을 공유해야 한다.

자신이 고통 받고 싶지 않으니까 아들이 약을 중단해선 안 된다는 것은 이기적인 생각이다. 병에 걸려서 가장 괴로운 사람은 아들 자신이다. 그런데도 이 엄마의 머릿속은 '나는 더 이상 고통 받고 싶지 않다'라는 바람으로 가득 차 있는 듯했다.

어찌 보면 부모 자신도 지칠 대로 지쳐서 심신이 모두 약해져

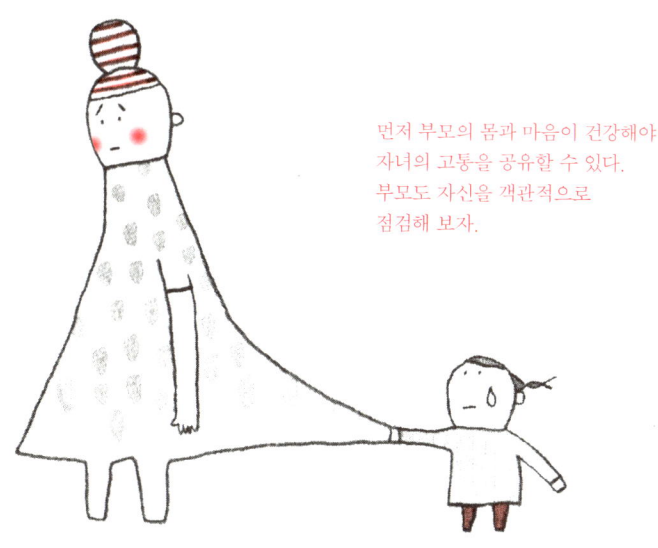

먼저 부모의 몸과 마음이 건강해야 자녀의 고통을 공유할 수 있다. 부모도 자신을 객관적으로 점검해 보자.

있는 상태라고 할 수 있다. 부부가 합심하여 고통을 나눠 가지면서 스스로를 치유할 수 있는 에너지가 고갈되어 있는 상태인 것이다.

아이를 꾸짖지 않는 부모도 마찬가지다. 스스로에게 자신감이 없으니까 아이를 꾸짖을 수 없는 것이다. 자기 자신이 남편으로부터 사랑받지 못한다고 느끼기 때문에 아이한테서도 미움을 받고 싶지 않은 것인지도 모른다.

이 부모들 역시 마음의 냉병을 앓고 있다. 그리고 부모의 냉병은 아이에게 매우 쉽게 전염된다.

부모는 우선 자신의 마음에 냉병이 있는지 없는지 여부를 잘 살펴봐야 한다. 만일 냉병이 있다면 그 원인이 부부 관계에 있는 것인지 아니면 일이나 인간관계 때문인지 고민해 보라. 그리고 나서 단시일에 문제를 해결할 수 있는지 잘 생각해 보고 그것이 무리라는 판단이 서면 일단 다양한 방법으로 자신의 몸을 따뜻하게 하려는 노력을 해야 한다.

그 방법에 관해서는 5장에서 설명하겠다.

4장

냉병을 치료하면 성적이 오른다

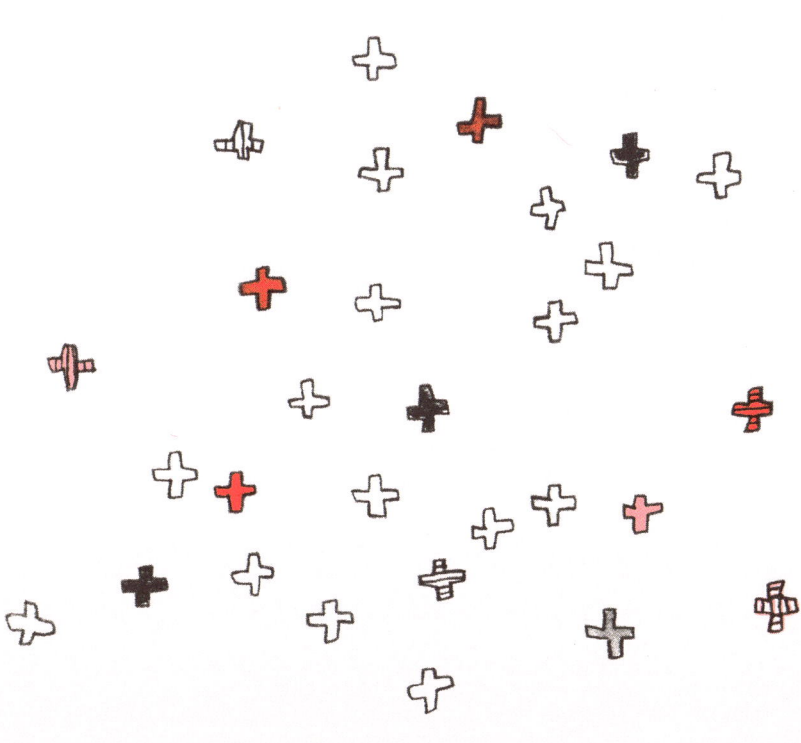

냉병은 뇌에 영향을 미친다

● "우리 아이는 의욕이 없어요."
"우리 애는 집중력이 부족해요."

이런저런 고민을 호소해 오는 부모들이 참 많다. 부모가 아무리 공부하라고 귀에 못이 박히게 말해도 정작 본인에게 의욕이 없으면 '소 귀에 경 읽기'일 테니 부모로선 애가 타는 것도 당연하다.

공부를 잘하려면 당연히 공부에 대한 의욕과 그 의욕을 지속시킬 수 있는 힘을 갖고 있어야 한다.

뇌에는 '의욕 중추'라고 불리는 '측좌핵側坐核'이 있다. 측좌핵은 기억을 관장하는 해마, 호오好惡의 감정을 관장하는 편도체, 욕망을 관장하는 시상하부에 지령을 내려 '의욕 호르몬'이라 불리는 갑상선자극호르몬방출호르몬을 시상하부에서 분비한다.

이 호르몬이 뇌에서 대량으로 분비되면 의욕이 솟아나는 것이다.

또한 이 갑상선자극호르몬방출호르몬은 노르아드레날린의 분비를 촉진하는 작용도 한다. 노르아드레날린은 뇌를 활성화하여 집중력·학습 능력·작업 능력 등을 발휘하게 하는 신경 전달 물질이다.

이러한 뇌 내 물질이 충분히 분비되면 뇌가 원활하게 작동하지만, 몸에 냉병이 있으면 체내에서 필요한 물질을 생산하고 운반하기가 어려워진다. 간단히 말해, 냉병이 있으면 머리가 잘 돌아가지 않는 것이다.

어른들도 손발이 차면 일에 집중하기 어렵다. 냉병에 의해 어깨 결림·두통·요통 등이 동반되는 경우는 더욱 그렇다. 아이의 경우는 어깨 결림이나 요통 등의 증상은 별로 없지만, 몸이 나른하고 쉽게 피곤해진다.

이런 상태에서는 공부에 대한 의욕도 생기지 않으며 설사 억지로 책상 앞에 앉는다 해도 오래 집중하지 못한다.

아이의 몸에서 '의욕' 호르몬이 원활하게 분비되려면 냉병을 치료하는 것이 선결 과제인 것이다.

저체온은 체내 효소의
활동을 방해한다

● 냉병은 효소의 작용에도 크게 영향을 미친다. 효소는 인간의 체내에서 일어나는 모든 생화학 반응에 대하여 촉매 작용을 하는 것으로, 인간의 생명 활동에 있어 빼놓을 수 없는 요소이다.

효소는 약 3천 여 종이 있는데, 그중에서 우리가 가장 이해하기 쉬운 것이 소화 효소다. 우리가 섭취한 음식물을 분해하고 소화시킬 수 있는 것은 모두 효소의 작용 덕분이다. 흡수한 영양소를 내장이나 근육 등의 신체 각 조직으로 운반하는 것도 효소 반응이고, 몸에 축적된 독소와 노폐물을 땀과 소변으로 배출하는 것도 효소 반응이다.

'효소 없이는 생명도 없다'라는 말이 있을 정도로 신체의 모든 활동은 체내 효소의 촉매 작용에 의해 이루어지고 있다. 체내 효소가 작동하지 않으면 호흡을 할 수도, 팔을 움직일 수도 없다.

이처럼 중요한 효소가 가장 활성화되는 체내의 온도는 38～40℃이므로 저체온인 경우 효소의 움직임이 둔해질 수밖에 없다. 효소가 원활하게 작용하지 못하면 기초 대사와 면역력이 저하되므로 병에 걸리기 쉬워진다. 또한 냉병이 있으면 단백질의 합성이 잘 이루어지지 않기 때문에 효소 자체가 만들어지지 못한다.

뇌에 필요한 영양소는 포도당이다. 배가 고플 때 머리가 멍해지는 이유는 뇌에 공급되는 포도당의 양이 부족하기 때문이다. 포도당이 부족하면 뇌는 영양실조 상태가 되어 사고 능력이 떨어진다. 집중력이 떨어지고 의욕도 생기지 않고 초조해진다. 일도 공부도 잘될 리가 없다.

24시간 쉼 없이 가동하고 있는 뇌는 매일 방대한 양의 에너지를 소비하는데, 기아 상태 ― 케톤체가 에너지원이 된다 ― 를 제외하고 에너지원이 될 수 있는 것은 포도당뿐이다. 다른 장기는 단백질·지질·당질이라는 3대 영양소 중 어느 것이든 에너지원으로 이용할 수 있지만, 뇌는 오로지 포도당만 이용할 수 있다.

그러나 뇌는 에너지원인 포도당을 비축하지 못하므로 항상 포도당이 공급될 수 있도록 혈액 속의 혈당을 일정하게 유지해야 한다.

포도당은 식사 시 섭취한 당이 소화 효소에 의해 잘게 분해되고 소화되어 생성되며, 장에서 흡수됨으로써 에너지원으로 전환

된다. 여분의 포도당은 글리코겐으로 간장과 골격근에 축적된다. 혈액 속의 당이 적어지면 간장이 그것을 보충하고 남아도는 경우는 다시 간장에 축적됨으로써 혈당치를 일정하게 유지한다. 물론 이러한 작용에도 효소가 관여하고 있다.

냉병이 있으면 효소가 정상적으로 활동하지 못하므로 포도당의 생성과 뇌에 대한 공급이 원활하게 이루어지지 않는다. 그러면 두뇌 회전이 느려질 수밖에 없다. 자녀의 성적 향상을 원한다면 반드시 냉병을 치료해야 하는 이유가 바로 여기에 있다.

항스트레스 호르몬이
분비되는 환경을 만들어라

● 최근에는 성인 세 명 가운데 한 명이 화분증꽃가루 알레르기을 앓고 있다고 한다. 봄이 되면 재채기나 코막힘 때문에 항상 머리가 멍하고, 약을 복용하면 졸음이 오는 부작용 때문에 일이나 학업에 집중할 수 없다고 괴로움을 호소하는 사람들이 늘어난 것이다.

아이들도 마찬가지다. 비염·아토피·천식 등의 알레르기를 가진 아이는 코막힘·가려움·기침 등의 증상 때문에 집중력에 문제가 생길 가능성이 크다.

알레르기 증상이 나타나는 것은 항스트레스 호르몬이 부족하기 때문이다. 항스트레스 호르몬이란 스트레스를 받을 때 부신副腎에서 분비되는 것으로, 스트레스로부터 우리 몸을 지켜 주는 중요한 호르몬이다.

부신은 신장 위에 있는 작은 장기로, 여러 가지 호르몬을 분비한다. 항스트레스 호르몬인 부신피질호르몬도 그중 하나인데, 이것은 무한대로 분비되는 것이 아니라 저장량이 정해져 있다. 이처럼 항스트레스 호르몬은 양적으로 한계가 있기 때문에 '늘 스트레스를 받고 있는' 상태라면 쉴 새 없이 분비되다가 고갈되고 만다.

알레르기가 있는 사람은 평소에 이 호르몬이 과다 분비되는 경향이 있기 때문에 정작 필요할 때는 분비되지 않을지도 모른다. 그래서 알레르기 증상에 쓰이는 약에는 부신피질호르몬 - 스테로이드 - 이 들어 있는 것이다. 반대로 생각해 보자. 만일 부신피질호르몬이 체내에서 잘 분비되어 제대로 작용만 해 주면 알레르기 증상은 더 이상 우리를 괴롭히지 못하게 될 것이다.

'늘 스트레스를 느낀다'는 것은 바꿔 말하면 '작은 일에도 스트레스를 받는 것'이라고 할 수 있다. 즉 스트레스 내성이 낮은 것이다.

필자는 '작은 일'에 대해서가 아니라 '꼭 필요할 때' 항스트레스 호르몬이 제대로 분비되는 환경을 아이에게 만들어 주어야 한다고 생각한다. 그러려면 평소에 적당한 강도의 스트레스를 받게 해서 부신을 훈련시킬 필요가 있다. 그런데 항스트레스 호르몬은 체내에서 합성되는 물질로, 효소와 관련이 있으므로 체온이 낮아져서는 안 된다.

그렇다고 해서 지금 당장 비염 약이나 스테로이드 복용을 중

면역의 요새, 부신피질호르몬

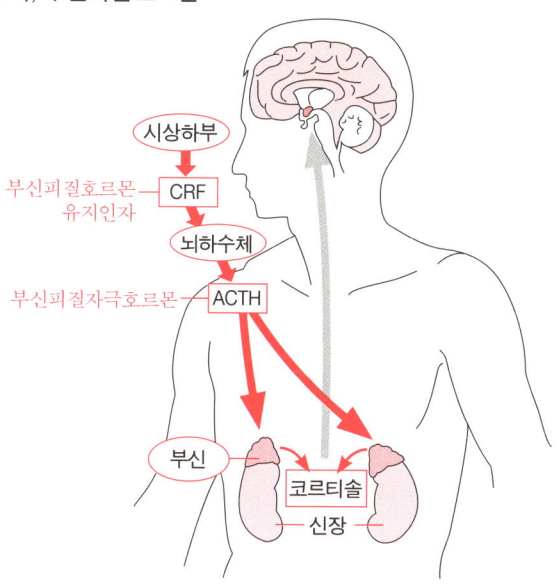

코르티솔은 소염 효과를 발휘하며, 탄수화물과 단백질의 신진 대사에 관여하여 지방을 태우고 알레르기 반응을 억제한다. 부신이 강해지면 코르티솔이 적당히 분비되어 부교감신경이 좋아진다. 부교감 신경이 활성화되면 면역력이 강화되어 질병 예방 효과가 크다.

단하라는 것은 아니다. 일에 집중할 수 없을 만큼 기침 또는 가려움증이 심한 경우는 일시적으로 증상을 완화하기 위해 약을 복용할 수밖에 없다. 알레르기 증상은 장기적인 계획을 세우고 나서 서서히 체질을 바꿔 나가야 한다. 약 복용을 병행하면서 심신의 냉병을 치유하여 체온을 높여 가는 방향으로 조금씩 나아가는 것이 바람직하다.

스트레스 내성 프로그램 - 신체편

● 평소에 적당한 스트레스를 주려면 어떻게 해야 할까?

요즘의 아이들은 공부에 관한 스트레스는 많지만, 그 밖의 - 특히 외적·환경적 - 스트레스는 적은 편이다. 외적 스트레스를 일상적으로 받게 하면 심신의 스트레스 내성이 향상되고, 나아가 집중력·학력 향상으로 이어진다.

다음은 신체적으로 스트레스 내성을 향상시키는 방법을 정리한 것이다.

물론 아이의 체질과 성격, 타고난 체력 등에 따라 위 항목 중에서 취사 선택할 수 있다. 몸이 약해서 감기를 달고 사는 아이에게 무리하게 얇은 옷을 입히거나 동물 알레르기가 있는 아이에게 굳이 애완동물을 키우게 할 필요는 없다. 그러나 작금의 세균 감소가 알레르기 증가를 초래하고 있다는 연구 결과가 속속

보고되고 있는 것을 보면 진지하게 생각해 볼 문제다.

여기서는 부모의 분별력이 필요하다.

'우리 아이는 어느 정도의 스트레스가 적당할까?'를 심사숙고해서 결정한 다음 너무 욕심 내지 말고 아이에게 맞는 방법을 실천해 보도록 하자.

〈신체의 스트레스 내성을 향상시키는 방법〉

1. 가벼운 감기 등에 함부로 항생 물질을 쓰지 않는다.
2. 엘리베이터나 에스컬레이터보다 계단을 이용한다.
3. 냉난방은 적당히. 부모의 체감 기온에 맞추지 않는다.
4. 일찍부터 집단 활동에 참가시켜 세균 감염의 기회를 늘린다.
5. 게임의 제한 시간을 정하고 밖에서 노는 시간을 늘린다.
6. 옷을 얇게 입는 데 익숙해지게 한다.
7. 식물 등을 길러 일상적으로 흙을 만지게 한다.
8. 부드러운 음식뿐만 아니라 씹는 맛이 있는 음식을 식탁에 올린다.
9. 양말은 본인이 원하지 않으면 신기지 않아도 된다.
10. **건포 마찰**살갗을 튼튼하게 하고 혈액 순환이 잘되도록 마른 수건으로 온몸을 문지르는 것과 **냉온욕**을 하게 한다.
11. 동물 알레르기가 없다면 동물을 기른다.
12. 자동차나 자전거를 이용하지 말고 될수록 걷는다.

스트레스 내성 프로그램 - 마음편

　● 　요즘 아이들은 과거에 비해 가족이나 지역 사회와의 유대 관계가 약해진 탓인지 인간관계를 통해 마음을 단련해 가는 경험을 쌓지 못하고 있는 것 같다. 그래서 타인과의 작은 의견 충돌에 상처를 받기도 하고, 타인과의 마찰을 피하기 위해 아예 관계 맺기를 거부하기도 한다.

　마음은 다른 사람과의 관계 속에서 단련되는 것이다. 그리고 그 기본은 가족이나 친구와의 관계 맺기에서 시작된다. 부모는 일상생활 속에서 약간의 정신적 스트레스는 허용할 수 있는 마음의 힘을 길러 주기 위해 아이에게 맞춤 환경을 조성해 줄 필요가 있다.

　여러 번 말하지만, 여기서는 '밀고 당기기'가 중요하다. 스트레스를 좀 받더라도 자력으로 그것을 완화할 수만 있다면 아이의 스트레스 내성은 점점 강화될 것이다. 그리고 그것은 분명히 체력·학력의 향상으로 이어지게 된다.

 엄하게 꾸짖은 뒤에는 스킨십이나 칭찬의 말을 잊지 말자. 부모의 애정이 담긴 커뮤니케이션이 아이의 의욕을 북돋워 줄 수 있다.

〈마음의 스트레스 내성을 향상시키는 방법〉

1. 조부모나 친척 어른들과 자주 접할 수 있는 기회를 적극적으로 만들어 준다.
2. 꾸중을 들은 뒤에 아이가 반성하고 행동을 개선했다면 칭찬해 준다.
3. 꼭 지켜야 할 일을 규칙으로 정한다.
4. 지역 활동에 가능한 한 참가시킨다.
5. 꾸짖은 뒤에는 안아 주기, 머리 쓰다듬기, 등 쓸어 주기 등의 스킨십을 한다.
6. 규칙을 어기면 벌을 받게 된다고 미리 알려 준다.
7. 자기보다 더 어린 아이, 아기, 동물 등과 접촉할 수 있는 기회를 적극적으로 만들어 준다.
8. 꾸짖을 때도 '부모는 아이의 편'이라는 대원칙을 잊지 않는다.
9. 규칙은 3가지 정도로 간단하게 정한다.
10. 원하는 것을 바로 사 주지 말고 인내하게 한다.

11. 형제나 친구와 싸웠을 때 어느 정도는 아이들이 스스로 해결할 수 있도록 독려한다.
12. 부모가 역할 분담을 하여 한쪽이 꾸짖으면 한쪽은 자상하게 타이른다.

냉온 요법으로 밀고 당기기

● 체온을 자동적으로 조절해 주는 자율 신경이 제대로 작동하지 않으면 잠이 오지 않고 머리가 멍해지고 집중력이 부족해지는 등 다양한 문제가 발생한다.

자율 신경을 훈련하는 방법으로 유명한 니시 건강법西式健康法에 '냉온욕'이라는 것이 있다.

먼저 욕조에 40~42℃의 더운물을 채우고, 샤워기는 11~15℃로 설정해 둔다. 욕조와 샤워를 각각 1분씩 세 번 반복한다. 욕조에 들어갈 때는 어깨까지 담그고 온몸을 한꺼번에 찬물로 적시는 것이 힘들면, 발끝부터 무릎, 허벅지, 양팔의 순서로 찬물을 끼얹는다.

찬물에 저항감이 느껴지면 무리하지 않는 것이 좋다. 더운물과의 온도 차이를 줄여 찬물의 온도를 20℃ 정도로 맞춰도 된다.

익숙해지면 서서히 찬물과 더운물의 온도 차를 벌려 나간다.

시작할 때는 더운물과 찬물 어느 쪽이든 상관 없지만, 마지막은 찬물로 끝낸다 - 찬물로 시작하면 3~5회 왕복한다 - 매일 하는 것이 이상적이지만, 일주일에 한 번도 효과는 있다.

냉온 요법은 '냉기'와 '온기'를 교대로 느끼며 혈관의 수축과 이완이 반복됨으로써 혈액의 순환을 촉진시키는 것이다. 또한 '냉기'로 교감 신경을, '온기'로 부교감 신경을 자극함으로써 자율 신경의 전환 훈련도 겸하게 된다.

여기서 필자가 강조하고 싶은 것은 '냉기'와 '온기'의 이론이 앞에서 설명한 몸과 마음의 스트레스 내성 프로그램과 일치하고 있다는 점이다.

'스트레스를 받게 하라'는 필자의 주장은 '냉병은 만병의 근원'이라면서 '몸을 차게 하는 것도 중요하다'는 식의 모순된 말을 하는 것처럼 들릴지도 모른다. 하지만 필자가 강조하고 싶은 것은 '밀고 당기기'이다. 찬물 다음에는 더운물을 끼얹듯이 긴장과 이완, 엄격함과 자상함의 균형과 조화가 중요하며, 우리 몸에서 그 스위치의 전환이 원활하게 이루어진다면 냉병에 걸리지 않게 된다는 것이다.

물론 이 방법이 모든 아이에게 다 효과적인 것은 아니다. 가령 허약한 아이 - 또는 일시적으로 약해진 아이, 몸이 찬 아이 - 가 찬물로 샤워를 하면 감기에 걸릴 것이다. 반대로 건강한 아이를 지나치게 따뜻하게 해 줄 필요는 없다. 따라서 아이 개개인의 체질이나 상황에 맞춰 긴장과 이완의 밀고 당기기를 반복하는 것이 지혜로운 부모의 역할이라고 할 수 있다.

공부에도 이러한 밀고 당기기 방식을 활용할 수 있다. 약속한 대로 숙제를 끝냈으면 크게 칭찬해 주고, 하지 않았으면 꾸짖는다. 가령 50분 간 공부한 다음에는 10분 간 휴식을 취하는 식으로 공부 방법에 있어 규칙을 정해 두는 것도 좋다. 휴식 시간에는 만화나 게임 등 아이가 원하는 것을 할 수 있도록 허용한다. 그러면 다시 50분 동안 집중할 수 있는 힘이 생기게 된다. 이것 역시 '긴장과 이완의 밀고 당기기'로, 잘만 활용하면 스스로 스위치를 자연스럽게 전환하고 또 그것을 지속시킬 수 있는 역량을 기를 수 있다.

따뜻한 대화를 나누자

아이가 공부에 집중할 수 있는 환경을 만들려면 무엇보다도 부모 자식 간에 단단한 신뢰 관계를 구축해야 한다. 불안감이나 불신감이 있으면 아이의 마음이 불안정해져서 차분하게 무언가에 열중할 수 없게 된다. 반대로 마음이 안정되어 있으면 무언가에 집중할 수 있는 힘이 생긴다.

'부모 자식 사인데 서로 신뢰하는 것이 당연하지 않나요?' 하고 고개를 갸웃거리는 분도 있을 것이다. 그러나 안타깝게도 오랫동안 많은 환자들로부터 가족에 관한 이야기를 들어 온 필자가 느낀 점은 '가족인데도 서로 신뢰하지 못하는' 경우가 많다는 것이다.

부부 관계를 생각해 보면 이해하기 쉽다. 한 집에서 부부가 같이 지내도 그 관계가 순탄치 못하면 왠지 외롭고 불안하다. 그런

막연한 외로움과 고독감은 먹구름처럼 가정 전체를 뒤덮는다. 그리고 그 음습한 공기는 자녀에게까지 전해져서 마음까지 불안하게 만든다. 마치 바이러스가 퍼지듯 말이다.

마음에 냉병이 있는 환자를 필자가 치료하는 방법은 '일단 상대의 이야기를 잘 들어 주는 것'이다. 어떤 이야기든 상관없다. 환자로 하여금 내키는 대로 실컷 말하게 하고 그것을 그냥 듣는다. 큰 병원에서는 2시간 대기 후 3분 진료로 끝나는 경우가 대부분이다. 그러나 나는 환자의 이야기를 찬찬히 들어 주지 않는다면 제대로 된 치료를 할 수 없다고 생각한다.

몸에 나타난 이상 징후 때문에 내원한 환자는 특히 '어떤 증상을 느끼는지, 얼마나 불안한지' 등 심신의 변화에 관한 이야기를 시간을 들여 열심히 들어 준다. 그 사람의 말에는 '그가 바라는 것과 가장 두려워하는 것'이 단적으로 드러나기 때문에 앞으로 어떤 치료를 해 나갈 것인지 결정하는 데 큰 도움이 된다.

이것은 의사 대 환자에 국한된 이야기가 아니다. 일상생활에서 사람과 사람 사이의 관계, 그리고 부모자식 관계도 마찬가지다.

먼저 아이의 이야기를 들어 주자. 식사할 때 저져가 학교에서 일어난 일, 친구와의 일, TV에 관한 일 등을 장황하게 말해도 쓸데없는 소리 말라고 무안을 주어서는 안 된다. 말이 별로 없는 아이라면 "오늘 학교는 어땠니?" 하며 대화를 유도해 본다.

대부분의 아이는 고민이나 불안을 말로 잘 표현하지 못하기 때문에 울거나 시비를 걸거나 화를 내거나 토라지는 등의 태도를 취할지도 모른다. 이러한 언동은 '하고 싶은 말이 있는데, 표현을 잘 못하겠어요. 좀 알아주세요!' 하는 사인이기도 하다. 평소에 이런 'SOS' 사인을 놓치지 않도록 주의를 기울이고, 만일 그 사인을 눈치챘다면 무턱대고 부정하지 말고 그대로 받아들여 보자.

매일 일상적으로 대화를 나누지 않으면 아이의 변화를 알아챌 수 없다. 특히 아버지는 아이와 집에 있는 시간이 적은 만큼 함께 목욕하기, 아침식사 때 대화 나누기, 휴일에는 함께 걷기 등의 습관을 들이도록 노력하자.

부모의 냉병을 치료하면 자녀의 의욕이 향상된다

● 부부 관계에 있어서도 '상대의 이야기를 듣는 것'이 가장 좋은 치료법이라고 할 수 있다. 부부 간에 대화다운 대화를 나눌 기회도 없이 바쁜 일상을 보내다 보면 부모 자신의 마음도 차가워지고 만다. 그리고 부모의 냉병은 틀림없이 아이에게 전염된다.

아이를 살피는 일도 게을리할 수 없지만, 지금 한번 부부의 상태를 차분하게 관찰해 보자. 상대의 마음이 차가워져 있다는 느낌이 들면 일단 대화를 시도한다. 이때는 상대의 말에 귀를 기울여야 한다는 점을 명심한다.

'상대의 이야기를 듣는 것'은 간단한 일 같으면서도 의외로 어려운 일이다. 일반적으로 사람들은 자신도 모르게 상대의 말을 끊고 자신의 의견을 피력하거나 부정하곤 한다.

피로가 쌓여 있거나 컨디션이 좋지 않을 때 상대가 그런 식으로 대응하면 건강할 때보다 더 깊이 상처를 받을 수 있다.

무엇보다 중요한 것은 상대의 이야기를 끝까지 들어 주는 것이다. 자신의 사고방식과 다르다고 해도 "그건 아니죠."라거나 "난 그렇게 생각하지 않아요." 하는 식으로 무조건 부정하지 말고 일단 "힘드셨겠어요.", "괴로우셨죠?" 하고 공감해 주자. 사람은 공감을 받으면 '이 사람은 내 편이다' 하는 느낌에 긴장이 풀리고 마음이 따뜻해진다.

그런데 대부분의 사람들은 상대가 고민을 털어놓으면 그에 대한 해결책을 제시해야 한다는 부담감에 '~해야 해요.', '~하는 편이 좋아요.' 등과 같이 논리적인 조언을 해 주려고 한다. 물

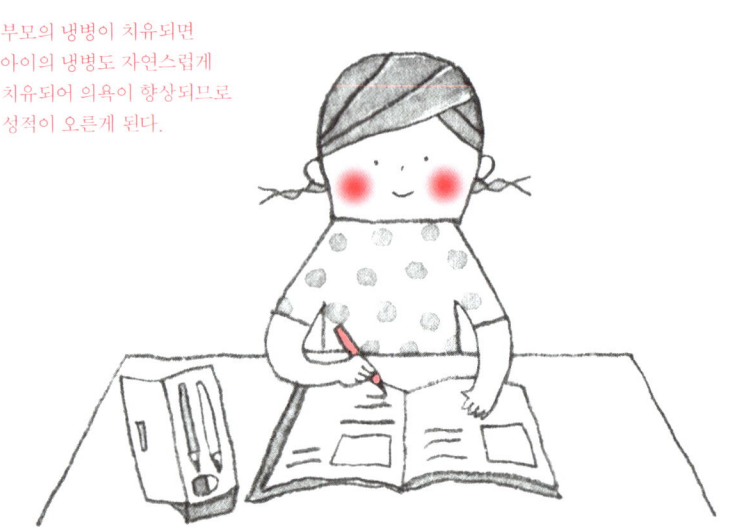

부모의 냉병이 치유되면
아이의 냉병도 자연스럽게
치유되어 의욕이 향상되므로
성적이 오르게 된다.

론 그것은 '힘이 되어 주고 싶다'는 호의에서 나온 말이지만, 상대는 '지금의 나는 틀렸다'고 자신을 부정당한 것처럼 느끼거나 '좀 더 노력해야 한다'는 압박감으로 들릴 수 있다.

어떤 사람이 고민이나 불안을 상대에게 호소할 때 그는 명확한 해결책을 원하는 것이 아니다. 그냥 들어 주기를 바라는 것이다. 인정 받고 공감 받고 싶은 것이다. 심신이 약해져 있는 상태라면 더욱더 그럴 것이다.

마음에 냉병이 있는 사람은 스스로를 괴롭히며 궁지에 몰아넣는 경향이 있다. 이럴 때 그 배우자는 상대의 과도한 긴장감을 풀어 주기 위해 노력해야 한다.

그리고 자기 자신이 지칠 대로 지쳐서 심신이 차가워져 있다면 스스로를 부드럽게 위로해 줄 줄도 알아야 한다. 자기 자신을 소중하게 대할 수 있게 되면 자연히 배우자와 자녀도 귀하게 여겨진다.

부모의 냉병을 치료하는 일은 아이의 냉병을 치료하는 일이다. 그리고 그것은 부모자식 간의 정감 넘치는 의사 소통을 가능하게 해 주고 더 나아가서 아이의 의욕과 성적 향상으로 직결된다.

이 점을 명심하고 5장에서 소개하고 있는 몸을 따뜻하게 하는 방법을 반드시 실천해 보기 바란다.

5장

몸을 따뜻하게
하는 방법

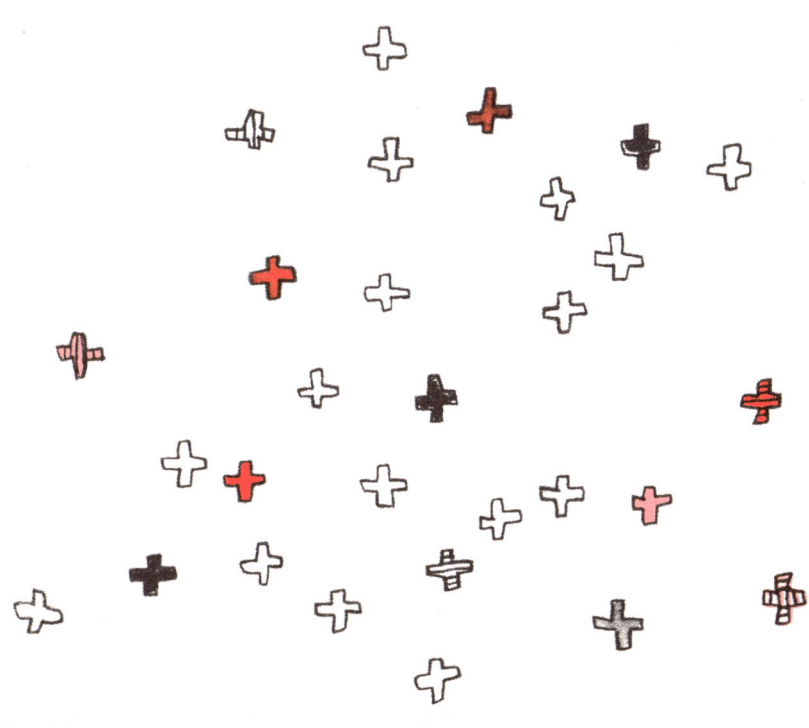

냉병은 낫는다

● 　여기까지 읽은 독자라면 아이가 공부를 잘하기 위해서는 먼저 스트레스에 강한 몸과 마음을 만드는 것이 선결 과제임을 충분히 인식했을 것이다. 건강한 몸과 마음은 공부뿐만 아니라 아이가 앞으로 인생을 살아가면서 차례차례 부딪치게 될 장애물을 뛰어넘을 수 있는 도약대가 되어 줄 것이다.
　그러기 위해서는 일단 저체온 즉 냉병을 치유하는 것이 중요하다. 냉병은 반드시 나을 수 있고, 그 치유를 위한 출발점은 먼저 '나는 냉병에 걸려 있다'는 사실을 인식하는 데 있다.

　1장에서 소개한 '냉병 점검 목록'를 다시 한 번 살펴보자. 아이는 물론 부모 자신도 언제 시작하든 늦지 않으며 하루하루 실천한 만큼 그 효과를 체감할 수 있다. 아이가 중·고등학생이라고 해도 포기하지 말고 이제부터 소개할 냉병 치료법을 가족 모두가 꼭 실천해 나가기 바란다.

큰 원칙은 '몸을 따뜻하게 할 것.' 간단하지만 이것이 전부다.

인간의 신체는 차가워지면 여러 가지 문제가 생기지만, 따뜻해져서 문제 될 것은 하나도 없다.

왠지 컨디션이 좋지 않을 때, 피곤할 때, 어딘가 아플 때, 마음이 가라앉지 않을 때, 불안할 때는 일단 몸을 따뜻하게 해 보자.

심신이 피곤할 때 따끈한 물에 몸을 담그면 저절로 '아아~' 하고 탄성이 나올 만큼 기분이 좋아진다. 따뜻한 물이 뻐근해진 몸과 마음을 풀어 주기 때문이다.

상상해 보자. 따뜻함을 느끼면 교감 신경 - 긴장 - 에서 부교감 신경 - 휴식 - 으로 스위치가 전환되면서 정체되어 있던 혈류가 원활해져 치유 호르몬과 의욕 호르몬이 분비된다. 산소와 영양분이 전신에 도달하면 대사가 왕성해져 축적된 노폐물과 피로 물질, 독소 등이 체외로 배출된다. 힘든 하루 일과를 마친 당신이 욕조에서 쾌감을 느끼는 순간 당신의 몸에서는 이런 일이 벌어지고 있는 것이다.

단 아이의 경우는 성인과 달리 지나치게 따뜻하게 해서는 안 된다. '과보호'는 스트레스 내성을 키워 주지 않는 것과 마찬가지다. 항상 조화와 균형을 잊지 않도록 하자.

실천❶ - 식사

● 균형 잡힌 영양소를 섭취하는 식사를 지속하면 머리는 산뜻해지고 마음은 가벼워진다. 기분이 좋아지면 의욕이 생겨나기 때문에 행동은 자연스럽게 적극적으로 변한다.

인생이라는 긴 언덕길에서 자녀를 건강하게 키우기 위해 부모가 당장 실천할 수 있는 일은 식사를 개선하는 것이다.

아이들을 위한 식사에서 가장 중요한 원칙은 '골고루 먹이는 것'이다. 쉽게 구할 수 있는 식재료로 음식을 다양하게 만들어 먹이는 것이 좋다.

특히 주의할 것은 찬 음식을 제한하는 것이다. 찬 음식의 대표적인 것으로는 열대성 식품과 탄산음료를 들 수 있다. 또한 자극적인 식단도 멀리하는 것이 좋다. 지나치게 뜨겁고, 맵고, 짜고, 향신료가 많이 든 음식은 삼간다.

전통 음식들은 '슬로 푸드Slow Food'가 많다. 된장·간장·고추장·김치 등은 그 대표적인 음식이다. 유해 첨가물이 들어 있는 냉장 보관 식품을 제한하고, 가까운 곳에서 난 제철 재료로 음식을 만들어 먹는다.

패스트 푸드는 대부분 부드럽고 먹기가 편해 아이들이 특히 좋아하지만 건강을 해치는 대표적인 정크 푸드다.

정크푸드란 지방과 당분만으로 칼로리에너지는 높지만 비타민이나 미네랄은 매우 적은 음식이다. 우선 비타민이나 미네랄이 부족하기 때문에 산소가 충분히 활동하지 않는다. 뇌 안의 전달 물질이 부족하기 때문에 멍해져서 머리 회전이 되지 않는다. 기분이 가라앉고, 할 의지도 없고, 행동은 소극적이 된다. 여기에 칼로리는 과잉 섭취하지만 비타민과 미네랄이 부족하기 때문에 몸 안에서 에너지로 변환되지도 않는다. 이 남은 칼로리나 피하지방이 되어 축적되므로 몸이 뚱뚱해지는 것이다. 비만인 사람은 만성고혈당이 되기 쉽고, 이것이 두뇌의 시냅스 형성을 방해하기 때문에 기억력이 떨어진다.

게다가 정크푸드에 함유된 지방이 기억을 방해하고, 치매를 일으키는 원흉으로 의심되고 있다.

영양의 균형이 이루어지지 않은 식사나 정크푸드만 계속 먹으면 무기력한 인간이 되어 버리므로 특히 주의할 필요가 있다.

한의학에서는 식약동원食藥同源 사상, 즉 음식과 약의 근원을 한 가지로 보며, 음식으로 고치지 못하는 병은 약으로도 고치지 못한다고 보았다.

예부터 전해져 오는 건강 식사법 세 가지는 다음과 같다.

1. 적게 먹는다. – 과식하여 몸을 쓸데없이 힘들게 하지 않도록 한다.
2. 거친 음식을 먹는다. – 입에 부드러운 것, 간편하게 해결하는 식사를 삼간다.
3. 골고루 먹는다. – 아무것이나 먹으라는 말이 아니라 좋은 음식을 선택하여 영양이 균형 있게 먹으라는 말이다.

음식을 양성과 음성으로 분류하여 양성의 음식물을 적극적으로 섭취하고 음성인 식품은 중화해서 먹는 것이 좋다는 주장을 하는 전문가도 많다. 물론 그 말도 일리가 있지만, 이 세상의 셀 수 없이 많은 식품들을 양과 음으로 구분하기란 쉽지 않다. 일반적으로, 제철 식품 위주로 식단을 짜고, 가열해서 먹으면 체온을 자연스럽게 유지하는 데 된다.

냉병이 있을 때는 야채와 과일도 날것 그대로 먹지 않고 익혀 먹으면 치유 효과가 향상된다.

백설탕은 기본적으로 몸을 차게 하므로 흑설탕·벌꿀·메이플 시럽 등으로 대체하는 것이 좋다.

우유도 데워서 마신다.

그리고 무엇보다도 잘 씹어 먹는 것이 중요하다. 매일 한 번씩 견과류·작은 생선·말린 과일 등 단단한 것을 꼭꼭 씹어 섭취하도록 한다. 어린아이를 둔 가정에서는 온 가족이 함께 "1, 2, 3……" 하고 씹는 회수를 세면서 먹는 것도 재미 있는 방법이다.

실천❷ - 목욕

● 아이들은 원래 열이 많기 때문에 성인에 비해 별로 신경 쓰지 않아도 되는 부분이긴 하지만, 냉방을 하는 여름철 등에는 몸속이 차가워질 수도 있으므로 따뜻한 물에 규칙적으로 몸을 담그는 것이 좋다.

물은 체온보다 2℃ 정도 높은 38~40℃가 부교감 신경이 가장 작용하기 쉬운 온도이다.

몸을 담그는 시간은 10~20분 정도가 적당하지만, 아이의 취향이나 체질에 따라 조정할 수 있다. 단 '몸을 따뜻하게 하는 데 투자한 시간 = 몸이 차가워지는 데 걸리는 시간'이므로 느긋하게 시간을 들여 하는 편이 좋다.

목욕을 끝낸 다음에도 중요한 절차가 기다리고 있다. 애써 따뜻하게 만든 몸이 금세 식어 버리면 오히려 역효과가 날 수 있으므로 될수록 빨리 잠옷으로 갈아입고 머리는 완전히 말려야 한다. 그리고 가능한 한 빨리 잠자리에 든다. 몸이 따뜻하면 잠들기 쉽고 수면의 질도 향상된다. 그것은 또한 다음 날 일어났을 때의 기분과 오후의 집중력까지 좌우한다. 따라서 목욕을 하는 시간대도 저녁식사 후 취침 전이 가장 좋다.

부모와 함께 욕조에 몸을 담그고 대화를 나눠 보는 것은 어떨까? 그날 있었던 이야기를 주고받으면서 서로의 몸을 씻어 준다면 무엇보다 따뜻한 스킨십이 될 것이다.

앞에서 소개한 '냉온욕'도 부모와 아이가 함께 실천해 보라고 권하고 싶다.

실천❸ - 운동

● 원래 아이들은 밖에서 활기차게 뛰어노는 일이 본연의 일이므로 부모가 특별히 운동 때문에 고심할 필요가 없어야 한다. 그런데 요즘 아이들의 생활을 들여다보면 꼭 그렇지만도 않다. 특히 전문가의 입장에서 걱정되는 부분은, 아이들이 걸어다니지 않는다는 것이다. 학교에서 소풍을 갈 때도 조금만 오래 걸으면 숨을 헐떡거리는 아이들이 늘어나고 있다.

인간의 몸은 걷는 행위를 통해 혈액을 심장까지 보내는 펌프가 작동하기 시작하여 혈액 순환이 촉진되는 구조를 갖고 있다. 또한 열을 생산하려면 근육이 필요하므로 어릴 때 적당한 양의 근육을 만들어 두면 쉽게 냉병에 걸리지 않는 체질이 된다. 그리고 우리가 걸을 때 의욕, 만족감 등으로 이어지는 호르몬 '엔돌핀'이 뇌에서 분비된다고 한다.

평소에 버스나 자전거를 이용하지 말고 걷는 것을 습관화하자. 휴일에 가족이 외출할 때도 승용차로 목적지까지 이동하기보다 될수록 걸어서 가거나 대중교통을 이용하도록 한다.

일상생활 속에서 부지런히 몸을 움직이는 습관을 들이는 것도 좋다. 최근에는 과보호 탓인지 아이에게 아무 일도 시키지 않는 부모가 많은데, 아침에 신문을 가져오게 하거나 이웃집에 심부름을 보내거나 자기 침구는 스스로 정리하게 하는 등 아이가 할 일을 만들어 주는 것이 좋다.

운동 중에서는 근육 형성이 잘되는 전신 운동인 수영을 추천하고 싶다.

실천❹ - 핫팩

● 냉병이 있는 환자에게 도움이 되는 것이 핫팩이다. 지나치게 뜨겁지 않고 몸을 따뜻하게 해 주는, 큰 돈도 들지 않는 훌륭한 보온 용품이다.

아이의 경우는 몸을 지나치게 따뜻하게 할 필요가 없으므로 건강하고 더위를 많이 타는 아이에게는 사용하지 않는 것이 좋다. 배가 자주 아프다는 아이, 감기에 잘 걸리고 허약한 체질의 아이, 배의 근육이 단단해져 있는 아이에게 핫팩을 건네줘 보라. 핫팩을 곁에 두고 애용한다면 그 아이의 몸이 차가워져 있는 증거라고 볼 수 있다. 핫팩은 열이 서서히 전해지기 때문에 부교감신경이 우위가 되어 마음의 안정감도 얻을 수 있다.

핫팩은 주로 허벅지 위에 두는 것이 효과적이다. 앉아서 공부할 때도 허벅지 위에 놓아두면 전신이 따뜻해진다. 잠자리에서는 허리 부근을 따뜻하게 한다. 몸이 따뜻해지면 얼른 치워 준다.

최근에는 다양한 종류의 핫팩이 나와 있다. 캐릭터를 활용한 귀여운 디자인의 제품도 있으므로 아이가 마음에 들어 하는 것을 골라 주자.

핫팩을 사용할 때는 저온 화상에 주의를 기울여야 한다. 주머니에 넣거나 수건으로 감싸서 피부에 직접 닿지 않게 한다.

핫팩이 없을 때는 따뜻한 음료가 들어 있던 페트병에 물을 넣어 대용할 수도 있다. 이때 물의 온도는 40℃ 정도가 좋다. 뜨거운 물을 적신 수건으로 휘감은 다음 비닐 봉지에 넣어 사용한다. 아이는 금세 몸이 따뜻해지므로 이런 대용품으로도 충분하다.

시판되는 핫팩을 이용하여
일상생활 속에서 몸을 따뜻하게
해 줄 수 있다.

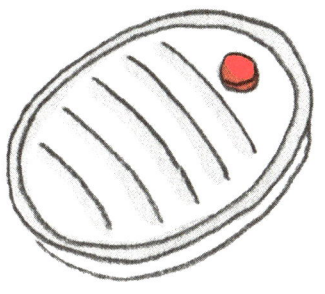

실천❺ - 수건 마사지

● '혈도血道 요법'이라 불리는 민간요법이 있다. '혈도'는 말 그대로 '혈액의 흐름'을 뜻한다. 인간의 신체는 본래 혈액의 정상적인 순환이 이루어지면 전신에 산소와 영양소가 골고루 공급되지만, 어떤 외적 요인이나 생활 습관 등으로 혈류가 원활하지 못하면 여러 가지 문제가 발생하게 된다. 혈도 요법은 일상적인 처방으로, 신체 본연의 이상적인 모습을 되찾는 데 목적이 있다.

수건 마사지도 그 가운데 하나로, 특히 하반신의 혈관이 모여 있는 허벅지의 대퇴이두근을 따뜻하게 해 주는 것이 효과적이다.

수건은 생활 속에서 흔히 쓰는 것을 이용하면 된다. 의자에 앉은 다음 허벅지 밑으로 수건을 넣고 그 양끝을 잡고 들어 올린다. 이것을 한 쪽씩 반복한다. 경직된 몸을 풀어 주고 근육에 자극을 주어 혈류를 촉진함으로써 온몸이 따뜻해진다.

아이와 부모가 함께 하면 관계가 더욱 친밀해지는 계기도 될 수 있다. 또한 벌거벗고 하면 스트레스 내성을 향상시키는 훈련도 된다.

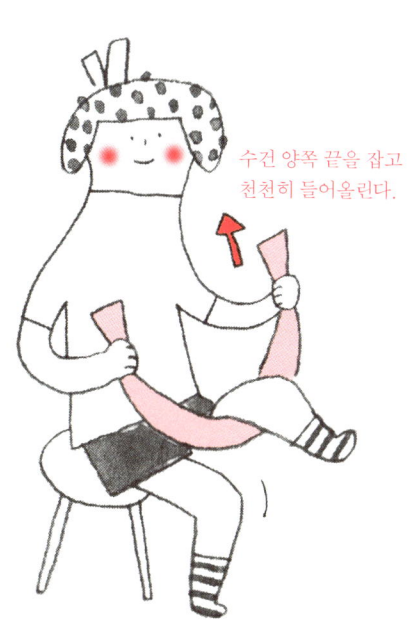

수건 양쪽 끝을 잡고 천천히 들어올린다.

실천❻ - 부모가 해 주는 등 마사지

● 알레르기 체질 등의 개선에는 침이 큰 효과를 보이는 경우가 많다. 그런데 대부분의 아이들은 침을 무서워하므로 '소아침'을 이용하여 찌르지 않고 자극만 하는 방법을 쓰는 경우가 많다.

집에서 간단히 할 수 있는 것으로는 등 마사지가 있다. 손바닥으로 등을 마사지해 주는 것이다.

등에는 족태양방광경足太陽膀胱經이라는 경맥이 있다. 이것은 눈 안쪽을 기점으로 하며 후두부, 목을 경유하여 척골 옆을 지나 무릎 뒤에서 합류하여 한 줄기가 되고 새끼발가락의 바깥쪽이 종점이 되는, 경혈이 가장 많은 경맥이다.

척골의 양 옆에는 유혈兪穴이라고 부르는 각 장기의 경혈 - 폐유, 심유, 위유, 간유 등 - 이 전부 모여 있으므로 이 부분을 자극해 주면 각 장기를 강화하고 몸 전체를 바로잡을 수 있다. 이 방법으로 아토피가 나았다는 사람들도 적지 않다.

일반인은 '경혈'의 위치를 정확히 찾아내기가 쉽지 않지만 척골 양옆을 쓰다듬어 주면 장기의 경혈을 자극할 수 있다. 꼭 한 번 실천해 보기 바란다.

시판되는 롤러 침을 사용하면 효과가 좋지만, 아이에게는 자극이 강하게 느껴질 수 있으므로 부모가 손으로 해 주는 마사지로도 충분하다.

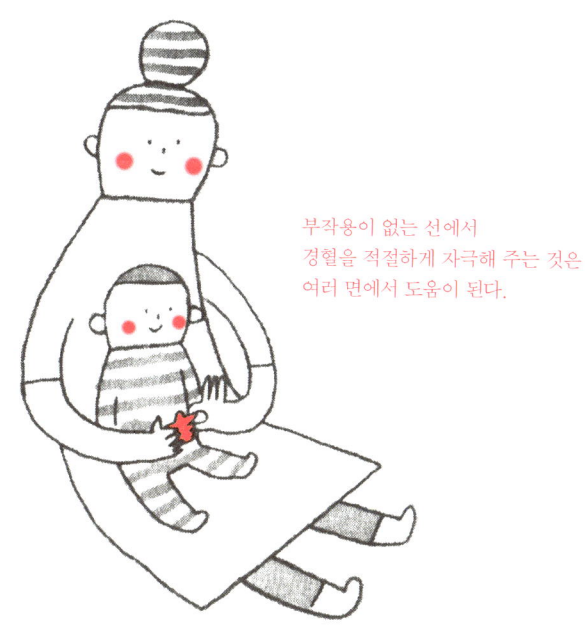

부작용이 없는 선에서 경혈을 적절하게 자극해 주는 것은 여러 면에서 도움이 된다.

실천❼ -
부모가 해 주는 손가락 마사지

● 손가락을 마사지함으로써 전신의 혈행이 좋아지는 '꽈리 주무르기'도 있다. 이것 역시 혈도 요법의 일종이다. 같이 TV를 보거나 목욕할 때 자녀에게 해 주자. 물론 어른들도 출퇴근 시 전철 안에서나 업무 중에 짬을 내서 하는 습관을 들여 보자.

부모는 엄지와 검지로 아이의 손가락 끝을 잡는다. 아이의 손톱을 부모의 손끝에 끼우는 모양이 된다. 그리고 남은 한쪽 손의 엄지와 검지로 손가락 끝의 볼록한 부분과 손톱을 잡는다. 손톱의 양쪽 옆 부분과 손가락 끝의 볼록한 부분을 번갈아 주무른다. 열 손가락 모두 이 과정을 반복한다.

이때 꽈리를 주무르는 것처럼 적절하게 힘을 조절하는 것이 비결이다.

'깍지 끼기'도 혈행을 원활하게 하는 효과가 있다. 좌우 손가락을 첫 번째 관절 부근에서 엇갈려 끼고 달걀을 가볍게 쥔 것처럼 구부린다. 이렇게 잠시 깍지를 끼고 있으면 혈류가 좋아져서 몸이 더워진다. 이것은 아이가 혼자서 하게 한다.

아이와 서로 손가락을 마사지해 주면서 밀렸던 대화를 나눠 보는 것은 어떨까?

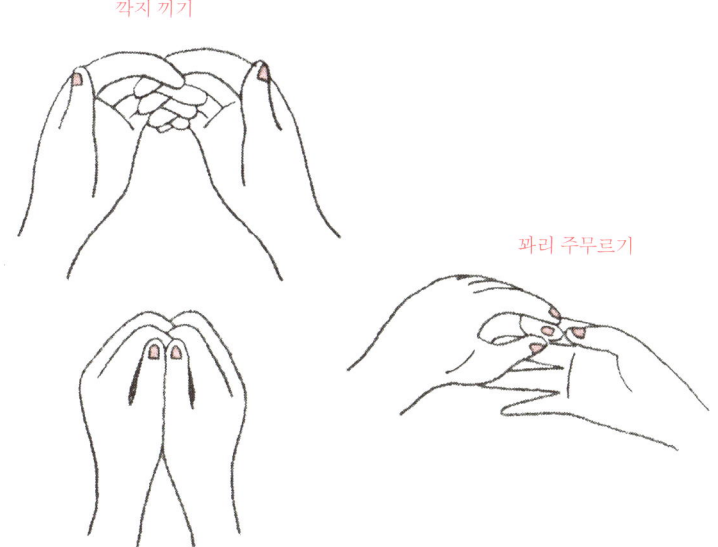

실천❽ -
부모가 해 주는 복부 마사지

아이에게 있어 스킨십은 부모의 애정을 확인할 수 있는 중요한 수단이다. 부모가 아이의 몸을 부드럽게 쓸어 주면 그 온기를 느끼는 것만으로 아이의 몸과 마음은 따뜻해진다.

특히 알레르기나 천식이 있는 아이의 경우에는 가려움이나 기침 등으로 밤에 쉽게 잠들지 못하는데, 이때 부모가 배를 문질러 주면 효과적이다.

우선 옆구리 부분을 손으로 여러 차례 주무른다. 몸이 차가워져 있으면 이 부분이 경직되어 있게 마련이므로 마사지로 긴장을 풀어 준다.

그 다음은 배꼽을 중심으로 해서 시계 방향으로 둥글게 원을 그리면서 손가락 끝으로 차근차근 눌러 나간다. 아이의 몸 상태에 따라 딱딱하거나 부드러운 부분이 있고 어떤 곳에선 통증을 느낄 수도 있으므로 아이의 반응을 살피면서 진행한다. 단 너무 세게 누르는 것은 금물. 아이가 기분 좋게 느낄 정도로 힘 조절을 하는 것이 중요하다.

실천 ❾ –
배를 따뜻하게 감싸 주기

● 어른과 달리 어린아이와 청소년은 옷을 두껍게 껴입지 않는 것이 좋다. 다만 배는 차가워지지 않도록 신경을 써야 한다.

예부터 어린아이들의 배앓이를 방지하기 위해 배두렁이를 애용해 왔다. 배두렁이는 배만 겨우 가리는 좁고 짧은 두렁이로, 배 위에 공기층을 한 겹 더 만들어서 열이 빠져나가지 않도록 하는 것이 목적이므로 굳이 두꺼운 천을 사용할 필요는 없다.

또 예전에는 겨울이 되면 여자아이에게는 털실로 된 속바지를 입혔는데, 요즘에는 배를 가려 주는 예쁜 디자인의 바지가 시판되고 있으므로 여벌을 준비해 두면 도움이 된다. 겨울은 물론 여름에도 냉방기기로부터 몸을 보호하기 위해 배두렁이를 둘러 주는 것을 습관화하면 좋다.

에어컨에만 의존하지 말고 옷을 하나 벗거나 입는 식으로 체감 기온을 조절한다. 이때 부모가 아닌 아이의 체감 온도에 맞추는 것이 중요하다.

튼튼하고 활발한 아이라면 겨울에도 너무 껴입지 않는 것이 좋지만, 알레르기나 천식 등의 병이 있거나 1장에서 소개한 건중탕복으로 배가 단단해져 있는, 냉병을 앓고 있는 아이는 무리하게 옷을 얇게 입혀서는 안 된다.

책에서 옷을 얇게 입히는 것이 좋다고 하면 어떤 상황에서든 그 원칙만을 고수하려는 부모들이 있다. 이처럼 융통성 없는 부모는 아이의 몸을 더욱 허약하게 만들 수도 있다. 무엇보다 그때그때 아이가 처해진 상황을 잘 살펴서 판단하는 것이 중요하다.

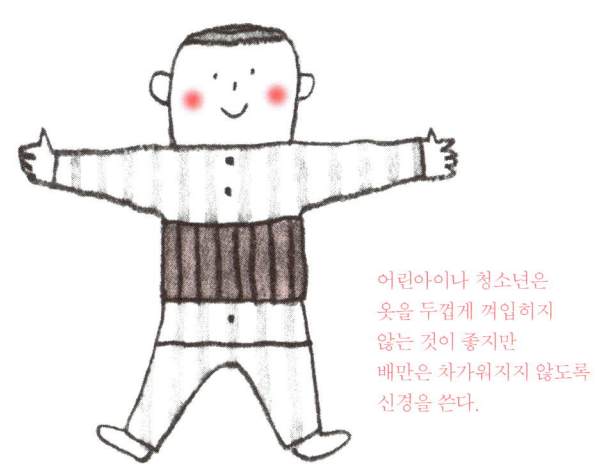

어린아이나 청소년은 옷을 두껍게 껴입히지 않는 것이 좋지만 배만은 차가워지지 않도록 신경을 쓴다.

실천❿ -
감기나 설사는 집에서 관리하기

● 평소에 환자들과 접하면서 통감하는 것이 현대인은 감기나 설사 등의 작은 병에 걸려도 병원과 약에 지나치게 의존한다는 점이다. 감기를 치료하기 위해 병원에서 오랫동안 대기하다가 다른 병에 감염되면 본전도 못 찾는 셈이 되고 만다.

감기나 설사 등의 경미한 병은 가정에서 충분히 대처할 수 있으므로 평소에 기본적인 관리 방법을 알아 두어 약보다는 '양생養生'에 주의를 기울이도록 하자. 그러면 신체의 자연 치유력을 높일 수 있다.

단, 아무리 가벼운 병이라고 해도 잘못된 상식을 갖고 대처해서는 안 될 것이다. 여기서는 우리가 흔히 범하는 오류의 예를 들어 보겠다.

감기에 걸렸을 때는 목욕을 하지 않는 편이 낫다?

상당한 고열로 인해 체력이 바닥났거나 호흡조차 괴로운 경우를 제외하고는 목욕이 감기에 해롭지만은 않다. 오히려 38~39℃의 미지근한 물로 몸을 따뜻하게 하는 것이 효과적인 경우도 있다. 단 목목을 마친 뒤에 몸통과 머리카락을 완전히 말리고 나서 바로 잠자리에 드는 것이 중요하다. 목욕 후 몸에 한기가 들게 해서는 안 된다.

열이 나면 해열제로 열을 내린다?

감기에 걸려 열이 나는 것은 우리 몸이 외부에서 침입한 바이러스와 싸우고 있기 때문이다. 그런데 해열제를 복용하여 억지로 열을 내리면 바이러스와의 싸움 자체를 저지하는 꼴이 된다. 또 해열제를 여러 차례 복용하면 일시적으로 열이 내렸다가 다시 오르는 일이 반복되어 결과적으로 감기가 오래 가게 된다. 때로는 라이 증후군Reye's syndrome :발견자인 더글러스 라이 박사의 이름을 따 명명된 것으로, 인플루엔자나 수두 등의 바이러스 감염을 앓는 중 또는 앓고 난 직후에 갑자기 뇌와 간에 병변이 생기고 그에 따라 여러 가지 증상이 생기는 질환과 같은 무서운 병태가 유발되는 경우도 있다. 고열로 몸이 쇠약해져 있을 때는 해열제를 복용하는 편이 나을 수도 있지만, 그렇지 않은 경우에는 굳이 사용할 필요가 없다.

감기에 걸리면 항생제를 쓴다?

대부분의 감기는 바이러스 감염이 그 원인이다. 그러나 항생제는 세균을 죽이는 데는 유효하지만, 바이러스에는 효과가 없다. 오히려 감기 정도의 병에 항생물질을 이용하면 목이나 장의 점막을 상하게 할 수도 있다. 또한 항생제로 인해 장내의 유익한 균이 전멸하여 면역 체계에 이상이 일어나는 경우도 있다. 세균 감염이 분명한 경우는 항생 물질을 이용하는 것이 정답이지만, '감기에 걸릴 때마다 항생제를 복용하는 것'은 금물이다.

설사는 지사제로 멎게 한다?

설사 증상이 심할 때는 지사제를 쓰고 싶을 만큼 괴롭겠지만, 바이러스나 O-157과 같은 세균의 감염에 의한 것인 경우 지사제를 사용함으로써 오히려 그 병원 미생물이 증식하게 될 수도 있다. 설사는 장 속을 깨끗이 하려는 신체의 정화 작용이므로 그대로 두면 자연히 치유된다.

설사를 할 때는 영양분을 충분히 섭취해야 한다?

설사 치료의 기본은 단식이다. 안정을 취하면서 음식물을 섭취하지 않고 장을 쉬게 하는 것이 중요하다. 아무리 소화가 잘되는 것이라고 해도 무언가를 자꾸 먹으면 장이 쉴 수 없다. 단 탈수 증상을 방지하기 위해 수분은 자주 섭취하는 것이 좋다. 이때 찬 음료수는 금물이며 끓인 물이나 따뜻한 보리차 등과 같이 자극이 덜한 것을 마신다.

 감기와 설사 모두 '몸을 따뜻하게 하는 것'이 기본이다. 몸이 좋지 않을 때 아이들은 으레 아이스크림이나 과일 주스 등을 달라고 졸라 대지만, 될수록 따뜻한 것을 먹여서 몸이 차가워지지 않도록 한다.

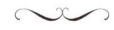
감기에 좋은 한방차

대추차

대추차는 성질이 따뜻하여 혈액 순환을 도와 주므로 몸을 따뜻하게 하는 효과가 크다. 물 3컵에 대추 5개를 넣고 약한 불에서 2시간 정도 달여 대추가 흐물흐물해지면 이것을 베보자기로 꼭 짜서 걸러 20분 정도 끓여 주면 달콤한 대추 진액이 된다. 비염성 감기에 특히 효과가 있으며, 맛이 달콤하고 향긋하여 꿀 등의 단것을 첨가할 필요가 없다. 마음을 편안하게 안정시켜 주는 효과도 있으므로 가족 모두에게 좋다.

도라지차

목이 칼칼하고 마른 듯하며 목이 붓거나 목감기 증상이 있을 때 좋다. 말린 물 3컵에 도라지 30g과 감초 10g을 넣고 끓여서 마신다. 어른들의 등에 담이 들었을 때도 효과가 있는 차다.

레몬차

특유의 신맛과 풍부한 비타민 C가 갈증을 없애 주고 기 순환을 도와 오래된 기침에 효과가 크다. 레몬을 얇게 썰어 설탕에 1 : 1의 비율로 재워 두었다가 따뜻한 물에 타 마시면 좋다. 머리를 맑게 하는 효과도 있으므로 시험을 앞둔 자녀가 틈틈이 마시면 도움이 된다.

모과차

오래된 기침에 효과가 있으며, 편도선이 부어서 생긴 목 통증에도 효과가 좋다. 체력이 약하고 천식이 있는 사람이 꾸준히 마시면 도움이 된다. 말린 모과를 끓인 따뜻한 물에 꿀을 타서 마시거나 모과청을 따뜻한 물에 타서 마신다.

배즙

싱싱한 배의 껍질을 벗기고 강판에 갈아 즙을 짠 뒤 꿀을 타서 마시면 감기에 효과가 있다. 이 배즙은 입냄새를 없애는 효과도 크다.

유자차

기침에 효과가 큰 것으로 알려져 오래전부터 대중적인 인기를 끌어 온 차다. 기관지염을 해소하며, 부은 목을 가라앉히는 데 효과적이다. 피부 미용 효과도 크다. 시중에서 판매하는 유자청을 수시로 물에 타 마셔도 좋고, 유자를 얇게 썰어 꿀이나 설탕에 재워 두었다가 물에 타 마셔도 좋다.

파뿌리차

대파의 흰 수염뿌리 부분을 물에 끓여서 따뜻하게 마신다. 감기로 인해 머리가 아플 때 효과가 있다.

설사·복통에 좋은 한방차

모과차

모과차는 감기에도 좋지만, 떫은 맛 성분인 타닌이 장에서 수분을 끌어당기고 소변을 농축하는 성질이 있으므로 설사에도 효과가 있다. 말린 모과를 끓여서 꿀을 타서 마시거나 모과청 1티스푼을 따뜻한 물에 타서 마신다.

매실차

매실은 정장 효과가 있어 설사를 예방한다. 한여름에 더위를 먹어 머리가 어지럽고 구토 증상이 날 때도 효과가 있다.

실천⑪ - 한약

서양의학의 약은 몸에 나타난 증상에 대하여 직접 작용하여 그것을 완화하거나 없애는 데 효과를 발휘한다. 그러나 그것은 대증 요법으로, 체질을 근본적으로 개선해 주지는 못한다. 알레르기나 천식 등을 앓고 있는 아이의 체질 자체를 바꾸고 싶다거나 몸의 냉병을 치유하여 건강해지고 싶다면 한약을 이용하여 장기적으로 치료를 해 나가는 것도 좋은 방법이 될 수 있다.

한약에는 냉병을 없애고 몸을 따뜻하게 하는 효능을 갖고 있는 것이 많다. 비염이나 아토피를 앓는 아이들이 한약을 복용하고 완치된 사례가 많다. 또한 화를 잘 내고 신경질적인 아이에게도 안심하고 쓸 수 있는 한약이 다양하다.

한방에서는 그 사람의 생활 습관과 체질, 증상 등에 맞춰 배합을 달리하므로 개선하고 싶은 증상이 있으면 실력이 좋은 한의사를 찾아가 자신에게 맞는 한약을 처방 받는다. 한약은 개인의 체질 등에 따라 효과가 다르게 나타나므로 전문의의 진단과 처방을 받는 것이 바람직하다. 한약은 원래 건강보험이 적용되지 않아서 비용이 많이 들 것이라는 오해를 하는 분이 많은데, 사실은 그렇지 않다. 의사의 처방전을 제출하면 건강보험이 적용되는 한약도 많이 있다. 지레 걱정하지 말고 일단 전문의를 찾아가 보기 바란다.

그럼 어떤 한의사가 좋을까? 한방에서는 우선 치료 방침을 정하기 위해 환자에게 증상 이외의 생활 습관 등을 상세히 질문한다. 그리고 혀, 맥, 배를 진찰한다. 이런 과정을 모두 거친 다음에야 어떤 체질인지를 판별하여 한약을 처방하는 것이다. 따라서 이러한 문진과 진찰 과정을 거치지 않는 한의사는 신뢰해서는 안 된다.

드물게 한약에 과민한 아이의 경우 알레르기 반응을 보일 수도 있다. 약을 마시고 이상 반응이 나타나면 즉시 복용을 중단한 뒤 한의사와 상담하기 바란다.

지금까지 '가정에서 간단히 실천할 수 있는 몸을 따뜻하게 하는 방법'을 소개했다. 몸과 마음이 따뜻해지면 아이의 의욕과 집중력은 틀림없이 몰라보게 향상될 것이다.

자, 아이와 함께 오늘부터 시작해 보자!

마치는 글

필자가 책임자로 근무하고 있는 도쿄여자의과대학 부속 아오야마자연의료연구소클리닉은 일본의 대학 중에서 유일하게 통합 의료를 실천하는 의료 기관이다.

통합 의료란 과연 무엇일까?

서양의학은 급성 질환이나 전염병 등의 원인을 규명함과 동시에 그 치료를 가능하게 해 왔다. 그러나 생활습관병 등의 만성 질환이나 원인 불명의 병, 정신적인 요소가 관여하고 있는 병, 말기 암 등에 있어서는 치료가 잘 이루어지지 않는 경우도 적지 않다.

이 시점에서 주목받게 된 것이 상보·대체요법CAM이다. CAM이란 일반적인 교육 기관에서는 가르치지 않는 의학, 그리고 일반적인 병원에서는 실천하고 있지 않은 의료를 의미한다. - 일본에서는 한약, 침구, 안마·마사지·지압, 유도정복柔道整復 등은 의료로 인정하고 있지 않지만, 여기서는 이것까지 모두 포함하여 CAM으로 한다. - **통합 의료란**

단순히 서양의학과 CAM을 조합한 것이 아니라 몸의 의료와 마음의 의료, 수동적인 의료와 능동적인 의료, 객관적 데이터에 기초한 의료와 만족도를 중시하는 의료 등 실로 다종다양한 것들을 통합한 의료라고 할 수 있다.

필자는 통합 의료를 '개인의 연령, 성별, 성격, 생활환경, 더 나아가 그 사람이 어떤 삶을 살아왔고 어떻게 임종을 맞이할 것인가 하는 점까지 고민하여 서양의학, 상보·대체 의료를 불문하고 온갖 요법 중에서 그에게 맞는 것을 찾아 제공하고, 진찰을 받는 측이 그 모든 과정을 주도하는 의료'라고 정의하고 있다. 달리 표현하면, '사람을 행복하게 하는 의료, 죽음을 맞이할 때 행복한 의료'라고 할 수 있겠다.

통합 의료에 희망을 걸고 필자의 클리닉에 진찰을 받으러 오는 환자들은 대부분 다음 3가지 경우에 해당한다.

① 서양의학에는 대처 방법이 없는 병을 앓고 있다.
② 서양의학과 CAM의 상승 효과를 기대하고 있다.
③ 서양의학을 혐오한다.

이 가운데 특히 문제가 되는 것이 ③항이다.

서양의학의 좋은 점에는 눈길도 주지 않고 그 폐해만을 염려하여 서양의학 이외의 것만을 고집스레 요구해 오는 환자들이 적지 않다. 자신의 의지로 상담하러 오는 경우는 그래도 나은 편이다. 스스로 의사 결정을 할 수 없는 아이를 데리고 내원하는 부모가 서양의학이라면 무조건 도리질하면서 명백히 잘못된 지식을 신봉하고 있는 경우도 종종 있는데, 이럴 때는 꽤 애를 먹게 된다.

진료실을 찾아오는 환자들도 대부분 그렇다. 아이를 데리고 온 부모의 의견이 엇갈리는 경우에 ― 서양의학을 싫어하는 엄마와 대체의료를 부정하는 아빠 ― 가 필자의 눈앞에서 언쟁을 벌이기도 한다.

이럴 때는 십중팔구 필자가 선택을 강요당하게 되는데, '의사에게 맡겨 두면 어떻게든 해 주겠지.' 하는 것은 너무 안이한 생각이다. 환자 측도 어떤 치료 방법이 있는지, 효과는 어느 정도인지, 비용은 얼마나 드는지 등을 스스로 알아보고 고민하고 결정하는 자세가 필요하다. 자동차나 집을 살 때 판매자의 말을 있는 그대로 수용하지 않는 것처럼 의료를 접할 때도 환자의 주체성이 절실히 요구되는 것이다.

부모로서 가장 우선적으로 고려해야 할 것은 자녀의 행복이다. 편견이 아닌 냉정한 판단이 필요하다. 가령 백신의 부작용을 염려하여 자녀에게 예방 주사를 맞히지 않는 부모들도 있다. 분명히 백신에는 부작용도 있지만, 백신이 인류에게 기여한 공적은 헤아릴 수 없을 만큼 크다.

어떤 일에든 장점과 단점이 있다. 그것을 저울에 달아 보고 자녀에게 최선의 선택을 해 줘야 한다. 이때 가족의 의견을 통일시키는 것도 중요하다.

서양의학으로 채울 수 없는 부분은 다른 수단으로 보완해 줄 필요가 있다. 하지만 요즘 관심을 끌고 있는 CAM에 있어서도 어떤 환자에게 어느 선까지 효능이 나타나는지 등에 대한 명확한 데이터가 없다. 그런데 가끔 "이건 특효약입니다. 병원에는 절대 가지 마십시오."라고 주장하는 사기꾼 같은 의료인을 만나게 되는 경우가 있다. 이것이야말로 심각한 문제다. 반드시 낫는다고 단언하거나 다른 의료특히 서양의학를 부정하거나 막대한 금액을 청구할 때는 반드시 경계하고 냉정하게 판단해야 한다.

통합 의료에 관한 이야기가 길어졌는데, 필자가 여러분에게 하고 싶은 말은 의사에게 모든 것을 일임하지 말고 부모가 냉정히 판단하여 아이에게 가장 좋은 환경을 제공해 주자는 것이다.

이 책을 끝까지 읽은 부모라면 냉병을 치료하는 것이 아이의 의욕과 집중력 향상에 직결된다는 사실을 충분히 이해했으리라 믿는다. 의사에게 의존하지 않아도 가정에서 할 수 있는 일은 아주 많다. 아이의 문제를 민감하게 알아차리는 것이 부모의 역할이므로 부디 그 역할을 소홀히 하지 않기를 바란다.

우리의 미래를 짊어지고 있는 아이들이 조금이라도 더 행복하게 살아갈 수 있는 세상이 되었으면 좋겠다.

— 저자, 가와시마 아키라